湛庐 CHEERS

与最聪明的人共同进化

HERE COMES EVERYBODY

U0351684

CHEERS
湛庐

向世界
最好的医院
学领导力

[美] 理查德·温特斯 著
Richard Winters, M.D.

郑军华 译

YOU'RE
THE
LEADER.

Leadership
Lessons from
Mayo Clinic

Now What?

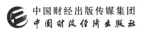
中国财经出版传媒集团
中国财政经济出版社
北京

如何在多变的环境中高效决策？

扫码加入书架
领取阅读激励

扫码获取
全部测试题及答案，
看看如何成为
一名优秀的医疗领导者

- 研究发现，在有更多的备选方案时，决策的成功率会：（单选题）

  A. 上升10%

  B. 上升20%

  C. 下降10%

  D. 下降20%

- 在混乱的环境中，领导者需要在无序中：（单选题）

  A. 适应混乱

  B. 创造秩序

  C. 果断专制

  D. 摒弃专业知识

- 高效的医疗领导者在扮演"教练"这个角色时，能帮助员工从哪个视角探究和思考世界？（单选题）

  A. 自己

  B. 下属

  C. 上司

  D. 团队

扫描左侧二维码查看本书更多测试题

顶尖医疗机构背后的领导哲学与管理智慧

郑军华

上海交通大学医学院附属仁济医院党委书记

在决定将《向世界最好的医院学领导力》这本书呈现给中国的读者之前，我内心充满了敬畏与期待。这不仅是一次知识与智慧的传递，更是一场跨越文化和地域的心灵对话。作者理查德·温特斯博士以深邃的洞察力和丰富的实践经验，为我们揭开了妙佑医疗国际这一全球顶尖医疗机构背后的领导哲学与管理智慧。而我作为译者，有幸成为这一智慧桥梁的搭建者，希望通过我的努力，让中国的管理者，尤其是医疗健康领域的领导者，能够从中汲取灵感，实现自我提升。

翻译此书的过程，对我和我的团队而言，是一次深刻的自我挑战与学习之旅。作者开篇即明确指出，此书是为那些渴望成为更高效领导者的读者而写。这一点深深触动了我，因为在中国，随着经济的快速发展和社会结构的不断变化，对高效领导力的需求日益迫切。无论是公立医院的管理者，还是私立医疗机构的负责人，乃至各行各业的企业家，都面临着如何在快速变化的环境中保持竞争力、促进团队成长，同时又要坚守核心价值观的挑战。

在书中，作者温特斯博士通过自己在妙佑医疗国际的工作经历，生动展现了高效领导力的核心——前瞻目光与睿智目光的完美结合。这一理念，对于正在经历深刻变革的中国医疗体系而言，具有极高的借鉴价值。妙佑医疗国际以其"患者需求第一"的原则，构建了跨学科合作、个性化诊疗的典范，这不仅提升了医疗服务的质量，也为我们提供了如何在传统与创新之间找到平衡点的实例。对于中国医疗机构的领导者来说，如何在继承优良传统的同时，引入新技术、新方法，提高服务效率与质量，是亟须解决的问题。本书所述的思路、策略和框架，无疑为此提供了宝贵的参考。

在翻译过程中，我力求准确传达作者的意图，同时注重语言的流畅性与文化的适应性，确保中国的读者能够无障碍地理解并吸收书中的精髓。我深知，领导力理论虽具有普遍性，但其应用却需结合具体国情与文化背景。因此，在保持原文精髓的同时，我也结合在上海交通大学医学院附属仁济医院等工作单位的领导管理实践，适当融入了对中国领导情境的思考，希望能为中国读者提供更加贴近实际的指导。

此外，书中提及"领导是困难的"，这一观点在我翻译书稿时反复在脑海中回响。的确，领导之路充满挑战，需要不断自我牺牲、自我反思与刻意改进。但正是这份艰难，铸就了真正的领导者。我希望，通过这本书，中国的读者能够感受到那份对领导事业的热爱与执着，以及在困难面前不屈不挠的精神。

我想借此机会表达我的感激之情。感谢作者的慷慨分享，让我有机会将这份智慧带给更多的中国读者；感谢出版社的信任与支持，使这本书得以顺利出版；更要感谢每一位即将翻开这本书的读者，是你们的期待与信任，给予了我无限的动力。愿《向世界最好的医院学领导力》能够成为你领导力旅程中的一盏明灯，照亮你前行的道路，助你成为更加高效、更加卓越的领导者。

　　2024 年正值上海交通大学医学院附属仁济医院建院 180 周年。仁济医院，这所承载着医学梦想与人文情怀的殿堂，历经世纪沧桑，秉持初心，医术精湛，仁术济世。180 年风雨兼程，见证了中国现代医学的崛起与辉煌。在此，谨以此书献礼，以庆祝仁济医院荣耀的 180 周年。愿本书成为一座桥梁，连接全球顶尖医院的智慧，为医院的发展注入新的活力与灵感。让我们携手共进，继续秉持"仁术济世"的初心，引领医学创新，培养卓越人才，为全球医疗健康事业贡献更大的力量。

用前瞻而睿智的视角，制定最佳行动方案

理查德·温特斯
医学博士
工商管理硕士
P.C.C.

我希望你是因为想成为一名更高效的领导者才翻开这本书的。就像我指导过和一起工作过的许多成功高管一样，你已经知道要想保持高效领导，就必须不断挑战自己的观点，接受新的思维方式，并提高自己的适应能力。如果我的期望是正确的，那么《向世界最好的医院学领导力》就是为你而准备的。

这不仅仅是一本关于领导力理论的书。当然你会从中学到一些理论，但除此之外，这还是一本为你提供思路、策略和框架的书，你可以立即使用它，帮助你和你的同事应对各个领域最困难和不断变化的领导挑战。

我在妙佑医疗国际的工作经历深刻地影响了我的领导理念和方法。妙佑医疗国际是世界上最具规模的综合性非营利医疗集团，以其一流的患者护理和创新的医疗技术而闻名于世。近 150 年前，在一场毁灭性的龙卷风肆虐过后，威廉·沃勒·梅奥（William Worrall Mayo）医生与他的两个儿子威廉·詹姆斯·梅奥（William James Mayo）和查尔斯·霍勒斯·梅奥（Charles Horace

Mayo）本着"患者需求第一"的原则创建了妙佑医疗国际。如今，患者从世界各地来到妙佑医疗国际，他们接受的不仅是先进的医疗服务，还有医生和科学家跨专业领域合作的多学科综合诊疗服务。妙佑医疗国际的团队合作模式确保了复杂的病例能够得到不同领域医学专家的全面关注，从而获得在其他医疗机构可能被忽视的诊断和治疗。对于许多患者而言，妙佑医疗国际对创新、专业知识和个性化护理的承诺，代表着他们重获健康、治愈和新生的机遇。

无论是对于妙佑医疗国际的员工，还是对于正在快速发展环境中开展工作的领导者来说，如何平衡保持稳定、延续传统价值观与创新之间的关系都是充满挑战的。这要求领导者既要拥有向前看的前瞻目光，也要有向后看的睿智目光。"向前看"的前瞻目光代表着一种创新的心态——充满好奇心，不为旧的做法所累，渴望探索新的可能性。这种目光朝向前方，扫视地平线，时刻在捕捉需要创造性解决方案的机遇和挑战。如此目光如炬的领导者能够带来变革活力、适应能力和勇于挑战现状的意愿。另一方面，"向后看"的睿智目光反映了领导者对传统和经验的深刻领悟。向后看，意味着总结经验教训，珍视塑造组织的原则、文化和方法。具有这种睿智目光的领导者会小心谨慎，确保变革不会破坏曾带领组织通往成功的基本价值观。前瞻目光和睿智目光都是领导者所必需的，平衡这两种视角并不是一蹴而就的，它需要领导者的刻意思考与实践。

2023 年，我在访问杭州的浙江大学医学院附属邵逸夫医院期间，遇到了一位杰出的医疗领导者，他就是急诊科主任洪玉才医生，他用精湛的技术展现了前瞻目光与睿智目光的平衡。他发明的 Rokid Glass 2 AR 眼镜（augmented reality goggles）成功地将传统的力量与创新的洞察力相结合。要知道，尽管这是几年前的事，但我所看到其展现出的医疗技术已远远走在了时代的前列。这种眼镜的诞生，让浙江大学医学院的专家、专科医生和数百里外偏远地区的乡村医生能够透过"对方的眼睛"对患者进行检查。当一位疑难病例患者来到乡村诊所时，乡村医生可以戴上眼镜，将所见所闻实时传送给千里外的专科医生。他们可以描述当时的情况、可用的资源以及自己的观点。与此同时，来自大城市的专家医生也可以戴上眼镜，转述他们的所见所闻，并提出诊疗建议，以进一步改善患者的护理质量和体验。乡村医生和专家、专科医生可以分享各自新鲜而睿智的观点，从而提升所提供的医疗服务的质量。在医学领域之外，其他复杂并不断发展的行业中，有效的组织领导者也会这样做。他们与不同级别、不同环境中的同事合作，构想前所未见的可能性，以改善他们所提供的服务。他们既是专家，又是学生，无论他们在组织中的头衔或级别如何，都会以尊重的态度应对各种情况。

我非常敬佩我曾在中国遇到的许多领导者。中国人普遍拥有团结精神、长远思维、强烈的职业道德、和谐与创新意识，这些精神孕育了伟大的职场领导力。我喜欢与中国医疗保健行业的领导者及团队合作，并帮助他们解决一些最棘手的挑战。能有机会在本书中分享我在与医疗企业高管合作过程中的心得，我感到非常兴奋和荣幸。我也期待有更多机会与中国医疗领域的领导者合作。

回到本书内容，这本书并不是要限制和规定你的行动。相反，它旨在让你和你的团队通过自己"前瞻而睿智的目光"做出决策。我的职责是引导你利用这些视角，针对你所处的独特情况制定最佳行动方案。这种方法将帮助你制定适合你和你的组织的领导战略，它们是为你的独特情况量身定制的。事实证明，本书介绍的技巧对全球医疗保健领域内外的领导者都非常有效。它们使组织能够提高服务质量、增强团队参与度、提高利益相关者的满意度；同时，保持其独特的组织文化。

领导工作是艰难的。它需要个人牺牲，它需要全心全意为组织谋求更大的利益，它需要自我反思和刻意改进。正因它是困难的，我更感荣幸能够帮助你成为一名更高效的领导者。

于明尼苏达州罗切斯特

2024 年 10 月

庞大星群中的每颗星星，都是成长中的领导者

领导工作是有难度的。如果你和我以及我所指导的那些领导者一样，正在寻找使领导工作更有效的方法，那么，我写的这本书可以为你提供一些想法、策略和框架，帮助你应对最困难的挑战。

在妙佑医疗国际，我和我的同事需要照顾那些身患疑难杂症的患者。为了完成任务，我们在面对复合的挑战时要学会领导。最高效的领导者知道何时应该迅速而专业地做出决定，何时应该花时间去思考和提高领导力。

我猜你也在一个不稳定、不确定、复杂或模糊的环境中工作。在这个环境中，竞争、法规、劳动力需求、技术和客户需求都在不断变化。因此，仅仅依靠自己的专业知识来做决策往往是不够的，你需要一种更有效的方法。这种方法可以通过学习掌握，从而指导你的工作。

我是明尼苏达州罗切斯特市妙佑医疗国际的急诊科医生，也是妙佑医疗国际领导力培训的执行教练，还是妙佑医疗国际网络领导力发展部主任。而在一个运作良好的组织中，我就是庞大星群中的一颗小星星。

我为妙佑医疗国际的领导者以及与妙佑医疗国际有合作的、价值观一致的组织中的领导者制订发展计划。我会要求他们提出最棘手、最困难、最情绪化

的问题，然后我来提供框架，帮助他们找到解决方案。本着这种精神，我为你——一位领导者或一位正在成长中的领导者，写了这本书。

请带着问题阅读这本书。请研究并学习我在文中提到的智者们。希望你通过阅读这本书，找到提升你所在组织的绩效的答案和方法。希望你乐在其中。

译者序　顶尖医疗机构背后的领导哲学与管理智慧

中文版序　用前瞻而睿智的视角，制定最佳行动方案

前言　庞大星群中的每颗星星，都是成长中的领导者

引言　如何在混乱环境中做出最佳决策　001

在可预测世界里，自上而下的决策方式可
能有效。但是，在复合的不可预测的情况下，
本能的决策方式就会失效。

第一部分　高效的领导力策略　011

第 1 章　决策中专业知识的局限性　013

毫无疑问，你有经验、有知识、有见解，但什么时候你需要停
止本能分析，采用一种更慢、更审慎的决策过程？

第 2 章　先识别 5 种问题类型，再锁定决策方法　027

我们很可能正面临着复合的或混乱的问题。在面对这些问题
时，不稳定性、不确定性、复杂性和模糊性是常态。

第 3 章　　**跨越混沌，获得更高的决策视角**　　051

犀牛艺术家、舞池和包厢的隐喻，会帮助你停下脚步并反思，跳出本能的思维误区，以获得看待问题的最佳视角。

第 4 章　　**提升个体的职业幸福感**　　065

职业倦怠是系统而非个体行为的结果。这个系统包括组织、个体和组织中每天的人际交往，它能令个体产生职业倦怠，也能产生幸福感。

第 5 章　　**团队协作中的 7 种有效领导行为**　　081

高效的领导者会培养、认可、鼓励、尊重、管理同事，践行核心价值观，并与同事构想组织的共同未来。

第 6 章　　**5 顶角色帽，实现高效领导**　　105

高效的领导者需要扮演老师、导师、教练、监督者和赞助者等角色。每个角色代表着领导者在与同事谈话时采取的不同策略。

第二部分　　**在复合情境下发挥领导力**　　131

第 7 章　　**运用 ROW 推进法处理棘手问题**　　133

你可以用 70% 的时间来形成思维共识，20% 的时间用于制定可能的备选方案，10% 的时间用于规划如何向前推进。

第 8 章　　**超越直觉感受，记录你的观点**　　147

行动力固然重要，但当我们面对不确定或模糊的复合情况时，充分的思考能够保证你在忙碌状态下依然有高效的产出。

第 9 章　　**组建多样化领导小组，发挥群体智慧**　　163

人们害怕公开说出某些话，害怕讨论会议室里的"大象"。如果他们认为其他人会记住他，就不会分享自己的想法。

第 10 章　**打破变革免疫，识别组织的恐惧和忧虑**　183

恐惧潜藏在我们的内心深处，我们表面上支持采取行动，然而我们的潜意识思维却破坏着自己所拥护的目标。

第 11 章　**强化组织使命，激发共同愿景**　197

你需要一种向心力，把大家凝聚在一起，让他们随着同一种节奏"跳舞"。在舞会上，这种向心力是迪斯科球，而在组织中，这种向心力是共同使命。

第 12 章　**生成更多备选方案，增加决策成功率**　209

《令人惊讶但真实：组织中一半的决策失败了》提到，在有更多的备选方案时，决策的成功率能从 48% 上升到 68%。

第 13 章　**确保推进，跟踪每个行动的进展**　223

最好将目标团队保持在一个较小的规模，团队人数在 2～5 人之间最好。否则，它更像是一个松散的委员会而不是一个团队。

结语　**你将如何成为一位更好的领导者**　243

如果你把领导力视为一种集技能和智慧为一体的能力，那么你会变得更加富有成效。

致谢　247

参考文献　249

YOU'RE THE LEADER.
NOW WHAT?

如何在混乱环境中
做出最佳决策

在可预测世界里，自上而下的决策方式可能有效。但是，在复合的不可预测的情况下，本能的决策方式就会失效。

不仅要思考如何领导，
还要思考为什么领导。

YOU'RE THE LEADER. NOW WHAT?

试着想象一下这样的情境：你的同事们围坐在桌子周围，当你走进会议室时，所有的目光都集中在你身上。这时你将面临一个复合的挑战，因为每个人对事情的关键因素以及如何推进有不同的看法，所以需要靠你来推动事情的发展。你如何做出决定将影响你和同事一起工作的方式，影响你所在组织的成功，甚至可能影响你作为领导者的成败。

你落座后准备发言。当你发言时，你要展现出自信和权威。

"感谢大家的到来。我们面临着一个巨大的挑战，但讨论我们下一步如何选择的时间有限。我想听听在座各位的建议。大家认为我们应该怎么做？"

就这样，讨论开始了，每个人都给出了他们认为最好的建议。其中几个人对他们所看到的问题和所选择的解决方案发表了激动人心且富有说服力的言论。你需要盯着每个发言者，并点头认可每个人的贡献。

最后，轮到你进行总结。你停顿片刻说道："感谢大家分享各自的想法。我非常感谢大家参与讨论并发表了不同观点。但是，经过仔细考虑，我得出的结论是，你们的观点都是错误的。因此我决定这件事将按照我的计划进行。"

不同视角下的决策挑战

如果以上决策过程看起来很熟悉，请放心，并不是你一人有这样的感觉。也许你曾做过这样的决定；也许你曾是某次会议的参与者，在会上你主动发表了自己的意见，却被草草否定。

在各行各业、各种规模的团队和组织中，每天都在上演这样的领导方式。无论面临的问题是什么，最终的解决方案通常是由领导者的决定或命令驱动的，或者解决方案只得到了少数人的认同。

在可预测世界或在危机时期，自上而下的决策方式可能有效。但是，在复合的不可预测的情况下进行战略决策时，这种过于熟悉的本能式决策方式就会失效，随之产生糟糕的结果。我们的专业知识和决策能力反而会阻碍我们取得最佳结果。这不仅发生在我们领导团队的时候，也发生在我们与同事进行一对一交谈的时候。想想你所面临的那些复合挑战：

- 也许你是一位产品经理。技术团队和营销团队在一款创新产品的关键特性上存在分歧。这个项目对你所在组织未来的成功至关重要。你如何将双方聚集在一起，建立一个协作的工作流程，为这款创新产品制定战略、路线图和功能定义？

- 也许你是一家科技创业公司的首席执行官。你的同事向你寻求建议和指导，包括晋升、职业倦怠、职业机会、与同事的消极互动，以及一系列复合的个人和组织挑战。在这种一对一的交谈中，你如何与你的同事交流，来帮助他发挥出最佳水平？

- 也许你是一家医院的首席医疗官。一位有影响力的医生在走廊向你透露，如果医院不计划新建一个心脏导管室，心内科团队将考虑集体离开医院，转而与竞争对手合作。同时，你知道现有的心

脏导管室并没有得到充分利用，安排的手术也不能按时进行。你
如何与心内科团队加强合作关系，并考虑互利的方案？

- 也许你是一个学术部门的新任主席。虽然部门的传统业务正在蓬
勃发展，但新技术和不断变化的环境威胁着部门未来的成功。你
如何在尊重目前的权力结构和规章秩序的基础上，以大胆和前瞻
性的思维向前迈进？

- 也许你是一位才华横溢、工作繁忙的高管，正在一场会议上讨论
重要的问题，尽管它并不会使事情发生什么实质变化。你感到疲
惫不堪。那么你该如何做出改变？

每个战略挑战都涉及不同的视角、高风险的不稳定环境、动态且模糊的信
息以及不可预测的结果。这些情况是复合的。在这些时候，你的检查清单往往
是不充分的，你的组织不会像飞机那样按照平稳、精确、可预测的步骤运行。
在这些时候，你的专业知识和最佳实践经验往往也是不够的，甚至连要解决的
问题都还难以定义。

全书高效阅读指南

无论你是发号施令的权力型领导者，还是赋予他人决策权的服务型领导
者，抑或是在一个会议中没有头衔却试图有所作为的人，本书都将为你提供具
体的策略，以提高你在一对一谈话中以及领导大型团队和组织时的效率。你将
学习到我在妙佑医疗国际指导领导者和促进团队工作时使用的具体技巧。你将
从同事的群体智慧中汲取经验，培养领导者，并取得成果。你将学习以一种减
少职业倦怠、促进个人幸福感和激发敬业度的方式进行领导。

我希望这本书既能给你带来乐趣，又能帮助你取得成果。我将向你介绍一

些领导力思想家的经验，并分享我在指导高效领导者和促进团队高效合作时所犯过的错误和吸取到的经验教训。你可以从头到尾读一遍这本书，或者在你面对当下的具体挑战时，拿起它来寻找你可以使用的策略或流程。本书的各个章节将为你提供各种思考框架，指导你和同事有效应对复合的挑战。希望这些框架会促使你采取行动。

全书一共分为两个部分，第一部分仅为你提供了高效领导的策略，第二部分我希望能给你处理复合情况的行动框架。

高效的领导力策略

在第 1 章，我将带领你发现决策中专业知识的局限性。你是一台决策机器。在你的一天中，你会快速做出很多本能决定。这既是一个特性，也是一个缺陷。但是，最优秀的领导者会意识到，他们什么时候需要走出去，跳出眼前的视角，去质疑自己最初的直觉。这些领导者通过深思熟虑的决策过程来克服专业知识的局限性。

在第 2 章，你将学会先识别问题的类型，再做出针对性决策。作为一位领导者，你的成功取决于制定使个人和组织认识并适应有关复合问题的策略。决策问题可以分为 5 种：简单的、复杂的、复合的、混乱的和混沌的。你将学会快速识别和调整决策过程，以适应你所面对的决策问题。

在第 3 章，我们将跨越混沌，获得更高的决策视角。我们每个人对世界的看法都有盲点。我们被困在自己故事的偏见中，我们感觉正确，我们渴求共识，我们渴望掌控和捍卫自我。你将学习如何"走出舞池"远离你的本能反应，并通过"迈入包厢"来拓宽你的视角，做出更好、更明智的决定。

在第 4 章，你将了解如何改善个体的职业幸福感。你将了解职业倦怠的具体驱动因素，并认识到职业倦怠对工作者的个人生活和职业生活造成的负面影响。你将学习个人、人际和组织层面的具体行动，你可以养成习惯，去认识和改善心理健康的 6 个因素。

在第 5 章，你将掌握诊疗团队协作中的 7 种有效领导行为。有 7 种特定的领导行为被证明可以减少职业倦怠和增加组织成员对工作的满意度。你将学习具体的领导行为：培养、认可、鼓励、尊重、管理同事，践行核心价值观，并与同事构想组织的共同未来。

在第 6 章，你将学会戴上 5 顶角色帽，实现高效领导。你的同事都是独立思考者。在一对一的交谈中，高效的领导者会把他们的专业知识放在一边。这类领导者专注于促进践行组织的战略，倾听、理解和帮助同事发展自己的观点和解决方案。你将学会戴上"5 顶角色帽"——老师、导师、教练、监督者和赞助者。你将学习如何动态地改变谈话方式，以满足同事的需要。

如何在复合情境下发挥领导力

在第 7 章，我将指导你运用 ROW（Reality，Options，Way）推进法处理棘手问题。这个框架可以解决复合的挑战。你和同事一起形成思维共识并创建共同愿景，然后为如何继续前进提出多种解决方案；然后由你带路前进。你可以在几分钟或几小时内应用 ROW 推进法框架，或者用它来进行为期几天的培训。

在第 8 章，你将了解一个高效领导者应如何超越直觉感受记录观点。高效的领导者会腾出时间和空间不断思考复合的挑战。他们会澄清自己的想法，避免冲动行事。你将学会一个具体的六步流程，重新认识和考虑复合的挑战。

在第 9 章，你将学会建立多样化领导小组，发挥群体智慧。高效的领导者会把同事聚集在一起，帮助他们寻找盲点。在寻求建立群体智慧的过程中，充分利用团队内和团队外的经验。你将学会使用一个可预测的过程，将同事们不同的、有时是有争议的观点聚集在一起，以适应你的挑战性决策的背景、强度和时间框架。

在第 10 章，你将学会运用策略打破组织中的变革免疫，并识别组织的恐惧和忧虑。你和每个同事在面对复合的挑战时，都会对可能发生的情况感到恐惧和忧虑。高效的领导者会让这些恐惧和忧虑变得明朗，并把它们带到决策的前沿。他们知道不被承认的恐惧和忧虑会破坏努力。

在第 11 章，你将学会强化组织使命，激发共同愿景。组织的使命和价值观经常被提及，但往往会被忽视或遗忘。高效的领导者会将组织的使命和价值观真实地注入决策中。你将经历一个过程，在你真实地激发和调整同事的共同目标时，澄清意图并减少感知到的风险。

在第 12 章，你会看到更多的备选方案是如何形成的，并通过其提高决策成功率。在创造了思维共识和共同愿景之后，高效的领导者和同事已就如何应对复合的挑战进行了多次头脑风暴。你将学习如何选择其中最好的方案来推进工作。你还将认识到如何预知和化解在个人意见不一致、出现阻力或决定不一致时出现的挑战。

在第 13 章，你将学会通过跟踪每个行动的进展，确保目标的实现。在决策过程中，最危险的时刻发生在每个人走出会议室，回到他们的日常工作中时。这个决策能维持下去吗？你将学习一些具体的做法，以确保任务的完成，关键的学习内容被重新纳入决策过程，并引导你的洞察力，为你和你的团队在不断变化的复合环境中创造进一步的成功。

最后，在结语部分，你将了解如何成为一个更好的领导者。你将把想法转化为行动，因为你确定了要采取的具体步骤，你将成为一个富有成效的领导者。

思考为什么要领导

我们需要具有独立思考能力的领导者。有时候，领导者需要不顾同事的观点而做出决定。一个高效的领导者会提供力量和决心，促使同事克服变化带来的不适感。无论你是一个喜欢做最终决策的领导者，还是一个喜欢进行群体决策的领导者，我的目标都是帮助你弄清楚如何有效地利用同事的不同观点，并在你做决策时看清自己的盲点。

这本书的目的不仅仅是收集领导过程中的步骤或行动清单。当你翻阅这本书时，不仅要思考如何领导，还要思考为什么要领导。

为了与目标保持一致而领导。为了参与一项使命而领导。为了实现你的价值观而领导。努力提升你周围同事的参与度和成就——做到以上这些，你便有机会改善你的同事、你的组织和你所服务的人的生活。变化和挑战是永恒的。无论你面对的是一个同事团队、一群投资者，还是客户，一个结构化的方法将同时帮助你们彼此。你们将一起找到前进的道路，你将成为你的团队此刻需要的领导者。

这本书将引导你度过那些同事意见不一致、情绪高涨、环境动荡、需要采取行动的阶段。当你审视自我时，你会想："我是领导者。现在该怎么办？"

YOU'RE THE LEADER.

NOW WHAT?

第一部分

高效的
领导力策略

YOU'RE
THE NOW
WHAT?
LEADER.

第 1 章

决策中专业
知识的局限性

毫无疑问，你有经验、有知识、有见解，
但什么时候你需要停止本能分析，采用一种更
慢、更审慎的决策过程？

有时，
我们会过度依赖
自己的专业知识。

　　戴利娅曾担任一家大型跨国酒店公司的运营副总裁，她在职期间表现优异，帮助老板将酒店规模从国内 8 家分店发展到全球 53 家分店。之后，她抓住机会成为一家精品酒店公司的首席执行官，并期待用自己的专业知识帮酒店老板扩大酒店规模。该酒店老板是一个我行我素、乐于冒险且充满朝气的人。

　　不同于老板，戴利娅是一位严肃的、受过高等教育且见多识广的领导者。做决定对她来说通常很容易，她知道要做什么，而且很少有手足无措的时候。这些品质对她的整个职业生涯大有裨益。在朋友眼中，她以"行走的百科全书"而著称，能够在关键业务领域提出隐晦但重要的问题。她本能地知道下一步该做什么。她不仅做决定很快，而且是个行动派。

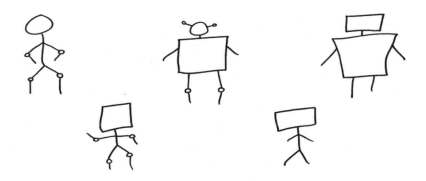

然而，如果戴利娅仅仅以知识渊博的专家身份上任新职位，她会不可避免地碰到很多困难。虽然有时她需要根据自己的专业知识和经验迅速做出决定，但很多时候，她需要采用不同的方法，比如停下来冷静判断，拓宽视野，利用同事们的群体智慧，共同应对挑战。但问题是：她应该在什么时候，在什么情况下，采用什么方法开展工作？本书的前两章将探讨这个难题：领导者什么时候应该单独做出决定，什么时候应该采用更具包容性的方法让决策更有效？

过度依赖专业知识的陷阱

我们都是决策机器，如同被编程的机器人一样，在日常生活中我们会对外界的变化迅速做出反应。以一个典型的早晨为例。每天早晨一醒来你就开始做决策：要决定是起床还是再睡一会儿，要决定早餐吃什么、喝什么；如果你在离家较远的地方工作，出门去办公室时要决定是否带雨伞或穿外套；当你到达办公室后，要决定优先处理哪些任务，参加哪些会议并通知哪些人参加。你一直在本能地做出这些决策。

现在，想象一下，你走错了会议室，自己还有点昏昏沉沉，没有完全清醒，你遇到了以下意外情况：你的左边是一个婴儿，右边是一匹愤怒的狼。你

需要马上决定：带走哪一个最安全。这听起来很容易，对吧？你很快就做出决定。你伸手抱起婴儿，然后冲出房间。你的本能反应可以确保你和婴儿的安全，也正是同样的快速决定让你不至于淹没在日常的多样选择里。

但是，当情况不那么确定时会发生什么？在混乱的情况下，你与脾气暴躁的同事因为观念不合而争论，你如何解决这样棘手的问题？你会改变做决定的流程吗？或者你仍然依靠本能反应做出决定，就像在狼和婴儿的选择上那样？

作为决策机器，我们有一个感知上的缺陷：我们往往会过度本能地依赖自己的专业知识，并让专业知识指导我们的行动。但有时我们的这种本能反应会干扰最佳决策。想想你参加的上一次会议。当你聆听每位同事对新问题表达看法时，你有没有不由自主地想"是的，我同意"或"不对，你错了"？在会议期间，是否其他同事也在本能地回应你？

我们基于自己的情绪、经验和信念形成瞬间观点。刹那间，我们可能会误判同事所说的话。哪怕情况很棘手，作为决策机器的我们也能够很快做出决定，但这并不意味着我们总是正确或者全然了解状况。让我们来看看维克托的例子。

胸外科主任维克托是胸外科领域的佼佼者，也是复杂食管病理学外科治疗领域的创新者。他是同事们的导师，但总是让和他一起工作的护士们胆战心惊。每天早上当他查房时，走廊里都空无一人，护士们都躲在安全的地方，或是杂物间，或是其他楼层。他们想尽办法避免与维克托有交集。维克托坚信医疗护理应采取团队合作的方式。他明白，当护士、社会工作者、药剂师和医生密切合作时，他们会共享重要信息，这能提升患者的治疗效果。然而护士们却认为，维克托自己就是一个团队，他不需要其他人。

维克托为他的患者构想了完美的治疗环境。他将自己视为一位船长，认为自己对患者的生死负有最终责任，而他脑海中的声音也一直充当着严厉的监工，总是非常直接、固执、不加修饰地判断对错。这个监工像他做外科手术时一样，能在瞬间精确地知道该做什么、不该做什么。但是当这个内在的声音外化时，它可能听起来冷酷无情。这种类似男高音的、强大且居高临下的声音让每个在同事或者患者面前被训诫的人都感到难堪万分。这种声音破坏了护理团队的心理安全，阻碍了最佳护理效果的实现，因此，急需修正。

审视本能决策中的盲区

有时我们的专业知识会对做出快速、明智的决策有所帮助，有时则不然。

作为一名急诊科医生，我接受的训练就是走进一间病房去治疗未曾见过面的患者。我拿着患者的简要病史，进行针对性的检查，然后为护理团队写下护理指令。之后，我继续看下一个患者。每个正常轮班期间，这个过程平均会重复20 ~ 30次。我利用专业知识做出快速、明智的决策，这是我作为一名急诊科医生确保效率的关键。我希望你在自身专业领域的成功也取决于这样的快速决策。

然而，有时我们会过度依赖自己的专业知识。我明白，无论我是急诊科医生、领导者、教练还是朋友，有时的确会出现这种情况。有一次，我结束了忙碌的工作后回到家里，身体虽然回家了，但思绪仍然沉浸在急诊科的快节奏中。

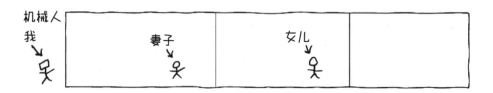

　　我和我的妻子在闲聊中谈到一个她在处理的问题，我听完事情的前因后果后，没有进一步讨论或思考，就知道她应该怎么做，然后便告诉了她。

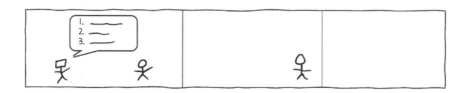

　　接着我走进隔壁房间，正在上高中的女儿讲到她在学校里发生的一件事。我觉得这件事很简单，我上过高中，知道她应该怎么做，于是就给她列出一份可以解决问题的行动清单。

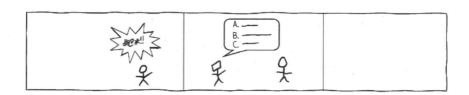

　　但在这两种情况下，我都马上收到了她们给出的负面反馈。很显然，我的专业知识和快速决策在这两种情况下不起作用。我的家人认为她们需要的处理方式与我在治疗肾结石或心脏病患者时的处理方法应该是不一样的。

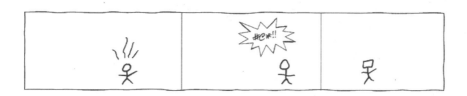

尽管我觉得家人的问题处理起来并不难，但她们对我给出的意见表示反感也不无道理。我没有征求她们的意见，也没有考虑她们身处的环境。我用于医学急救的解决思路并不适用于家庭环境。我以为我在提供帮助，但实际上并非如此。在这种情况下，我内心总想回应："你知道我是谁吗？我是大人物，我什么都懂。"但紧接着我就想到我女儿可能会很快反驳："你不懂，你不是什么大人物。"她是对的，我并不是什么比她强很多的大人物。如果我真的想帮助家人，就必须收起这种自命不凡的扭曲想法。

同样，在我指导过的一些领导者身上，我也看到了这种本能决策被过度运用的情况。这些领导者往往需要做艰难的决定。有时他们会面对类似"带走婴儿还是狼"这样的简单问题，但多数情况下他们需要处理更复合、混乱且难以理解的情境和人际关系。作为领导者，他们的本能决策没有把同事的意见和经验考虑在内。研究领域、教育领域和临床实践领域的负责人通常有不同的经验和观点，如果其中一位负责人在经验分享会上像决策机器一样做出决定，就有不尊重他人观点的嫌疑，同时这种氛围也会阻碍团队的成功。如果幸运的话，同事可能对他们的行为给出直接反馈，这样意味着还有机会调整。

精品酒店公司的首席执行官戴利娅是一位知识渊博的专家。然而，她的观点可能与营销副总裁或运营副总裁有所不同，在与这些同事交谈时，她需要考虑他们不同的观点，这有助于她意识到自身的盲点并看到其他机会。戴利娅需要注意不要过分依赖自身的专业知识。她需要努力在决策中减少本能反应，减少机械化的部分。胸外科主任维克托也同样，他其实用心良苦，因为他真的希望为他的患者提供最好的服务。但他需要审视自己的专业知识如何让自己的思维陷入了盲区，以及他直率、本能的沟通方式如何降低了护理团队的效率。

斯纳普收购案的启示

我们用一个来自竞争激烈的消费品领域的例子，来看一下本能反应做出的决策导致的后果。1983 年，桂格燕麦公司的首席执行官决定收购佳得乐。这位首席执行官是食品行业受人尊敬的专家，他喜欢佳得乐，于是指示团队进行收购，并取得了成功，使佳得乐的销售额从每年几亿美元上升到每年超过 10 亿美元。收购佳得乐 11 年后，他又决定收购知名饮料公司斯纳普（Snapple）。他再次基于自己的专业知识本能地做出了同样迅速的决定。但这一次，他的专业知识辜负了他。

这位首席执行官凭借自己丰富的经验和假设做出决策。但在决策过程中，他和团队没有考虑到几个关键事项，比如斯纳普分销商的合同永久有效，所以他们会抵制桂格燕麦公司分配计划中的各项关键决定；运动饮料的装瓶量与佐餐饮料的装瓶量有所不同，这会影响销售预测；同时，斯纳普独特古怪的文化使其品牌形象与桂格燕麦公司的正统形象格格不入。此外，管理团队决定弃用几位拥有大量追随者的斯纳普代言人，转而开展精心策划的大规模营销活动。

桂格燕麦公司做的每一个决定在其领导层看来都是理性的，但都没有考虑主要客户、分销商和促销员的想法。这从一开始就让收购变得举步维艰。被弃用的代言人之一——颇具影响力的电台名人霍华德·斯特恩（Howard Stern）对被弃用一事做出回击。他以前在宣传斯纳普品牌方面卓有成效，这次他将品牌重新命名为 Crapple（徒手搏击），并在电台广播中频繁吐槽这个陷入困境的品牌。几年之内，斯纳普的销售额暴跌。1997 年，桂格燕麦公司以亏损 14 亿美元的代价将其出售。随后，桂格燕麦公司董事会寻找新的首席执行官的决定也就顺理成章了。

这个案例告诉我们：有时专业知识会对做决策有所帮助，但有时并不适合当下要解决的问题。基于个人专业知识的分析和直觉有时会妨碍我们做出有效决策。

改进决策过程的重要性

做决定时什么最重要？决策过程还是专业分析？如果你和我合作过的大多数人一样，你可能会认为它们都重要，但我要求你只能选一个。哪个对提高决策的有效性最重要？

发表在《麦肯锡季刊》（*McKinsey Quarterly*）上的一项报告给出了回答。这项报告研究了大型组织的管理人员做出的1 048个艰难决策，例如重大收购、新产品投资和关键技术选择等。首先，研究人员要求参与每个决策的管理人员评估自己对各种分析和决策过程的应用情况。然后，研究人员要求同一批管理人员根据收入、盈利能力、市场份额和生产率等指标评估他们的决策结果。

研究人员发现，在提高决策效率方面，决策过程的重要性是个人专业分析的6倍。尽管领导者的专业分析很重要，比如详细的财务模型、敏感性分析和对市场反应的预测等，但更重要的是做出决策的过程：在决策过程中，是否纳入了与领导者观点相反的意见？是否跨级别收集了公司内拥有不同经验和技能的同事的观点？

决策过程比专业分析更重要不无道理。因为个人的专业分析往往会陷入自身专业知识的盲区。我们可以创建复杂的电子表格，探究细微的差别，并深入考虑各种可能性，但仍然缺乏隐藏在我们自身视野之外的关键信息。决策过程可以帮助我们看到盲区，从而让我们做出更好的决策。

重新评估和改进决策过程对推进医疗保健至关重要。过去，尽管进行了大量的专业分析，用药错误依然非常普遍，比如将错误的药物发给患者，或告知患者错误的服用时间和剂量等。以前，当一名患者因肺炎住进重症监护病房时，繁忙的值班医生根据专业分析做出治疗决定。值班医生查看了患者的既往病史、过敏清单和化验结果，然后将局部细菌敏感性清单与专家意见进行比较，以确定用于治疗的抗生素种类和剂量。你可以想象，尽管他们本意是好的，但在患者的病情时刻会发生变化的重症监护病房里，此类详细分析偶尔也会有错误。

在现代重症监护病房中，电子健康档案、临床药剂师和条形码扫描仪可以让护理团队看到个人分析的盲区。电子健康档案可识别与患者相关的过敏症，探查药物可能产生的潜在的相互作用，以及选择适当的抗生素。临床药剂师对每位患者的治疗方案都会进行单独的查房分析，进而发现医生、护士和电子健康档案可能遗漏的重要变量。护士使用条形码扫描仪扫描药物和患者的腕带，以确保正确的药物被用在正确的患者身上。此类改进有助于护理团队利用多位专业人员的分析，在正确的时间以正确的剂量为正确的患者开具正确的药物。

依赖个人专业分析的弊端

在急诊科，我根据自己的分析为患者治疗。我可以告诉你我给患者开具的测试敏感性和特异性的清单，我也可以详细说明鉴别诊断涉及的生理学和病理学知识，我还可以介绍治疗方案的每个环节的基本原理。但是，尽管我进行了充分的专业分析，仍然会遗漏重要的细节：我是否咨询了患者家属或护理人员的意见？临床药剂师在过去的病历中注意到一些可能很重要的事情，护士可能知道具体发生了什么，我是否征求并听取了他们的意见？

当我在照顾患者的过程中屏蔽他人的观点和分析时，无论我自己的分析多么切合实际，效率都会降低。

毫无疑问，桂格燕麦公司的管理团队在每一项行动之前都进行了详细的专业分析，但他们在做出决定之前是否征求了主要客户、分销商和促销员的意见？如果他们听取了这些人的意见，他们是否将这些意见纳入了决策？还是他们本能地表示"我们不同意他们的意见。我们得出的结论是这些意见都不正确，所以我们按原计划进行"？

我们曾与那些善于分析的专业人士打过交道，他们手里有大量电子表格、图表和事实，但似乎并不了解全局。

当我与领导者交谈时，我经常听到他们因依赖自己的分析出现误区的例子，而当这种情况发生时，他们往往会感到震惊。我曾指导过的一位领导者，在晋升至高管后不久，他遇到了首席执行官期望改进员工健康计划的问题。该公司需要在不影响员工医疗保健的情况下削减开支。

这位领导者刚刚上任，但他已经在这个行业工作了10多年，对自己的专业知识信心满满。他使用电子表格比较了两份员工健康计划，发现新旧计划中初级保健提供者之间有98%的交叉。新的名单涵盖了所有首选专家和绝大多数初级保健医生。这个高比例让他很满意，因此，他自信地决定用新的、更便宜的员工健康计划。

结果证明，他本应该更关心那些被排除在外的2%。当员工健康计划改变后，很明显，这2%代表了一个有影响力的初级保健医生群体，他们现在被排除在员工可以选择的范围之外。现在这位领导者身边多了一批愤怒的员工，他们抱怨这种改变迫使他们离开了长期信赖的当地医疗机构和专科医生。谁在意98%的重叠？他们在意的是不再属于保险覆盖范围的2%。这位领导者在接下来的两年时间里，一直在花费精力纠正自己犯的错误并重建在员工中的信任。

他过度依赖自己的专业知识，对自己专业背景的信心使他认为这个决定比实际情况更容易、更直接。他被自己之前所知道的一切蒙住了双眼。他对这个结果感到非常震惊，这个决定所造成的伤害和修复所需的时间让他感到意外。毕竟，他是一个专家，谁能料到会发生这样的噩梦？

何时应停止本能分析

毫无疑问，你有经验、有知识、有见解，但什么时候你需要停止本能分析，采用一种更慢、更审慎的决策过程呢？

还记得戴利娅吗？她会把精品酒店的客房服务外包出去吗？她会更换客人食物的供应商吗？她会把员工停车场设置在何处？她又会选择哪家广告公司？戴利娅对每个问题都有本能的直觉，从某种意义上说，她知道该怎么做。但她的直觉正确吗？

这些不是简单的问题。每个问题都需要将之视为一个不容易应对的复合挑战。聪明的人对于要考虑什么、如何决定、最优结果是什么等问题会有不同的看法。此时，戴利娅需要向其他人开放决策过程。当她思考不同的观点和情境时，需要重塑对机遇的理解。如果她只是本能地做出决定，就像"抱起婴儿而不是愤怒的狼"那样，她的决策效率就会降低。

还记得维克托吗，那个令人胆战心惊的胸外科主任，他全名叫维克托·特拉斯特克（Victor Trastek），现在是妙佑医疗国际一位受人尊敬的名誉教授。在一位护士长的反馈后，他获得了新的视角，并改变了自己的思维和行为模式。他成为专业精神和跨学科团队合作的拥护者。在妙佑医疗国际的新医生和研究人员入职培训期间，他们都会观看一段维克托和护士长谢丽·奥尔森（Shelly Olson）之间的对谈视频。

维克托后来成为亚利桑那州妙佑医疗国际的首席执行官和理事会成员。在辉煌的职业生涯之后，他离开了临床一线，目前担任妙佑医疗国际部门主任的主管教练。

| NOW WHAT？领导力行动指南 |

想想你现在正在做的一个决策，你可能需要停止你的本能反应，采取一个更慢、更深思熟虑的决策过程。写下你可能会以怎样的方式来做出这个决策。

下一章将帮助你详细描述你所做的具体决定。有时候你的本能反应会有所帮助，有时候你需要找其他专家帮忙，有时候你需要放慢决策过程，并听取他人的观点，这样你和你的团队才能更好地应对复合情况。

 本章概要

1. 我们是决策机器。即使在需要深思熟虑的情况下，我们也会本能地做出决定。我们根据自己的情绪、经验、专业知识和信念形成即时的观点，而且很少被难住。

2. 我们会过度依赖自己的专业知识。对自身经验和专业知识的信心导致我们高估了自己在复合环境中做出合理决策的能力。

3. 制定专业目标可以帮助我们识别出那些由于快速决策阻碍我们发挥作用的领域。

4. 对于复合问题的决策，在检验决策有效性时，决策过程的重要性是专业分析的 6 倍。

5. 不可避免的知识盲区会蒙蔽我们的专业分析。复杂环境中的有效决策过程包括吸收那些与领导者意见相左的观点，并听取具有不同经验和技能的个人的意见，无论他们在组织中处于什么地位。

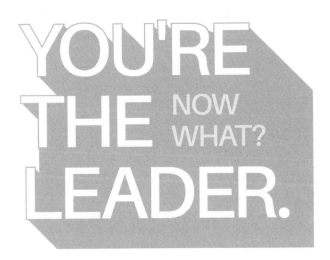

YOU'RE THE LEADER.
NOW WHAT?

第 2 章

先识别 5 种问题类型，
再锁定决策方法

我们很可能正面临着复合的或混乱的问
题。在面对这些问题时，不稳定性、不确定
性、复杂性和模糊性是常态。

医学是复杂的，
存在微妙的变量。

诊所内的紧张气氛愈发高涨。一些医生扬言要离开这家诊所去竞争对手那里工作；一些医生要求对诊所的管理合伙人贾斯廷进行不信任投票；还有一些医生则无法理解同事为什么如此愤怒。

蓝色地球健康生活诊所（Blue Earth Healthy Living Clinic）雇用了 32 名医生，每年为 8 万名患者提供医疗护理，是当地首屈一指的初级医疗保健机构。尽管诊所的每位医生都为他们提供的服务感到自豪，但诊所的成功和城市人口的指数级增长使医疗团队提供的高标准护理服务受到了考验。最近，新患者打电话预约诊疗需要等待两个月。因此，贾斯廷和管理团队的其他三名成员决定，诊所每天早上提前一小时开门来接诊新患者。这个决定激怒了许多同事。

贾斯廷因为大家的反对而不安，于是召集管理团队开紧急会议来讨论如何继续推进。在会议开始之前，管理团队的一名成员对同事进行了调查，以了解分歧所在。她了解到，由于上班时间太早，一些医生不知道如何在早上把孩子送到学校，一些医生认为他们已经工作了太长时间，有职业倦怠的风险。每个医生都觉得这个决策不合理，并质问道："贾斯廷怎么能在没有征求我们意见的情况下做出决定呢？"

管理团队的另一名成员建议聘请专业顾问来协助调查并提出必要的改进措

施。她指出，许多医疗团队也遇到了类似的问题，因此没有必要重新发明已被证明有效的流程。例如，她知道一个类似的医疗团队利用远程技术、书记员和创新的人员配备模式来应对类似的挑战，并不需要增加医生的工作量。

团队的第三名成员则表现得很沮丧："这太荒谬了！我们不应该重新评估之前的决定。我们已经经历过这种情况，不能每次有人感到不舒服就改变主意。我们已经讨论过这个问题，并在时间安排上更加灵活，让他们不需要工作更长的时间。我们需要教育那些抱怨的人并继续前进。"

管理团队应该不顾及同事的不适，继续执行最初的决定吗？他们应该聘请顾问吗？他们应该重新考虑最初的决定并征求其他观点来找到能够顺利推进的方法吗？似乎贾斯廷和管理团队的每个成员在考虑如何应对这一挑战时持有不同的决策框架。因此，他们的讨论很混乱。此时，管理团队需要共享一个相同的决策框架，并据此考虑如何穿越前进道路上的崎岖地带；否则，他们很难做出成功的决策。

领导者所做的每一个决策都处于一种问题象限内，而每种问题象限需要不同的决策流程。在本章中，你将学习如何构建你和你的同事每天所做的不同决策的框架。当你识别出决策所针对的决策问题类型并应用正确的决策流程时，就可以提高自己的决策效率。

5 种决策问题类型

Cynefin 框架（见图 2-1）是由管理咨询公司"认知边缘"（Cognitive Edge）的创始人和首席科学官戴维·斯诺登（David Snowden）创建的，能够帮助我们理解决策问题类型。Cynefin（发音为 kuh-nev-in）在威尔士语中是"栖息地"的意思，该框架旨在为决策者提供一个概念性的立足点，对环境和决策过程中的需求进行排序。Cynefin 框架认为，每个决策都处于以下 5 种问题之中：简单的、复合的、复杂的、混乱的、混沌的。

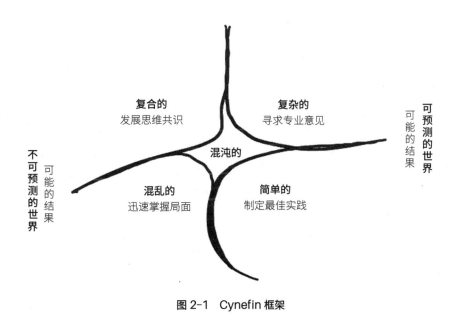

图 2-1　Cynefin 框架

　　简单和复杂的决策属于可预测世界的范畴。在这两种情况下，我们可以依靠经验和专业知识来做出决策。我们认为会发生的事情很有可能真的会发生，也就是说我们可以预测结果。

　　复合和混乱的决策属于不可预测世界的范畴。处于这两种情况下的决策会产生不可预测的结果。我们的预期结果可能会出现，但不是确定会出现。不可预测的世界充满了不稳定性、不确定性、复杂性和模糊性。

　　在接下来的内容中，我们将探讨 Cynefin 框架中的每种决策问题。你将学习识别你的决策处于决策框架的哪个位置，这样有助于你做出有效的决策。

简单问题的决策技巧

简单问题的决策很容易做出。当你在简单的问题下做决策时，决策过程和决策可能带来的结果对你和你的同事来说都是显而易见的。当发生某种情况时，我们会做某件具体的事情，从而产生某种可能的结果。做出决策的原因和结果是已知的，因此，做出什么决策是显而易见的。

上一章中提到的一个问题可以作为简单问题的决策的例子：你会选择带走一个婴儿还是一匹愤怒的狼？如果你或你的同事走进一个房间，看到一个婴儿和一匹愤怒的狼，你和你的同事会立即清楚地意识到你应该抱走婴儿，而不是那匹愤怒的狼。婴儿很小，"咯咯"地笑着，没有牙齿。而那匹愤怒的狼体型很大，露着尖锐的牙齿咆哮，正威胁着婴儿。如果你的一个同事选择带走那匹愤怒的狼，我们可以清楚地预测到结果将是不理想的。他的选择很可能导致他得赶去急诊室。

简单问题的决策可能涉及单个步骤（例如，抱起婴儿），也可能涉及一系列步骤。飞行员在驾驶飞机飞行之前会制定检查清单来做出明确的决策。机长和副机长会依次查看清单，核对每个步骤，然后再进行下一项操作。如果在"检查引擎"步骤中发现引擎工作正常，他们就会继续进行下一步。如果引擎不能正常工作，那么需要选择替代步骤，这个决策是清晰且没有争议的。

我们可以在简单问题的决策中制定最佳实践流程。如果你喉咙痛去看医生，他在决定治疗前会遵循多个常见的步骤（见图 2-2）。如果医生怀疑你是简单的喉咙痛，最佳实践流程中的下一步是考虑是否进行咽拭子检测。如果有以下三种或三种以上症状，医生将决定进行咽拭子检测：不咳嗽，体温超过38℃，喉咙周围淋巴结肿胀且疼痛，扁桃体肿胀或化脓。如果咽拭子检测呈阳性，医生会根据最佳实践流程来决定使用哪种抗生素。

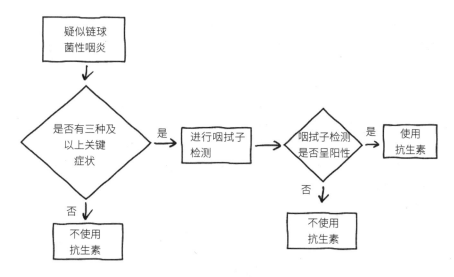

图 2-2　医生的最佳实践流程

以下是一些在简单问题的决策中创建最佳实践流程的示例：提交在源代码中发现的错误、确定患者的检测结果、将员工工资存入银行账户、为肢体骨折的患者进行 X 光检查。

但是有些事情可能会影响决策的简单程度。

决策的简单程度取决于决策的背景。决策的背景包括参与者、地点、决策者和参与者的知识水平、经验及其他相关因素。对某类人来说简单的决策，对另一类人来说可能并不简单。以"带走婴儿还是狼"的情境为例，如果你的同事是害怕婴儿的驯狼师，他的明智之选可能是去带走那匹受惊的狼，而不是那个裹着臭臭的尿布、流着鼻涕、抓着耳朵的小人类。在这种情况下，对驯狼师来说，最佳实践流程与大多数人的不同，这是基于他们的专业知识和经验。地点也会影响决策的简单程度。想象一下一个心脏病发作的患者。在急诊室，我们有详细的最佳实践流程来处理心脏停搏。然而，在飞机上或偏远的荒野中，在没有资源的情况下，同一个患者的最佳实践流程则完全不同。

最佳实践流程通常是基于过去的实践经验而制定的。 我们制定的最佳实践流程是基于过去的成功经验。然而，情况会发生变化。我们可能发现自己正在将一种过去有效的最佳实践流程应用在当前完全不同的情况中，而这种情况是我们未知的。例如，及时订购物资的最佳实践流程可以降低库存成本。但是，如果物资短缺，这种最佳实践流程就不起作用了。在新冠疫情开始后，那些依赖及时供应防护口罩的医院比那些为潜在的流行病毒储备了大量防护口罩的医院更早地耗尽了口罩。最佳实践流程是从以往的经验中发展而来的，但当前的情况可能与过去完全不同。

我们会被固有的思维方式所束缚。 当面对信息时，我们的头脑会筛选出应该考虑的内容和已经考虑过的内容：这个相关，那个不相关。然而，如果我们在处理问题时没有深思熟虑，就会在全新的情境中本能地依赖过去的经验和先前形成的观点来做出决策。

固有的思维方式虽然高效，但是也有代价——它使我们对理解环境的新方式视而不见。当我们按照一条既定的决策路径行事时，往往不会注意到事物已经发生了变化。我们对自己的能力过于自信，并错误地解释了当前情况与过去成功经验的不一致之处。我们原本以为无关紧要的事情现在突然变得非常重要，而那些一直对我们有效的方法现在已经不再奏效。我们未能预料和认识到需要面对的艰巨挑战。

NOW WHAT？领导力行动指南

你现在面临的简单问题的决策的例子是什么？
你曾经遵循但不再适用的最佳实践流程的例子是什么？

复杂问题的决策技巧

复杂问题的决策需要专家的分析和协助。复杂的问题中仍然存在因果关系，但大多数人看不清，因此需要专家来帮助我们决定前进的方向。

当遇到一个复杂的问题而自己又没有专业知识时，我们会寻求并考虑专家的建议：请营销团队考虑如何以最佳方式推出新产品；请监管团队推荐为保持行动的合规性可以采取的步骤；请孩子为他们朋友的生日聚会挑选一份礼物。

另外，或许会让你感到惊讶的是，专家们可能会持有不同的意见。不同专家在获得相同数据的情况下，可能会对如何最好地实现预期结果有不同的答案。

医学专家经常争论各种问题。询问多位心脏病专家如何治疗高血压患者，你可能会得到不同的答案：改变饮食而不用药物；用这种药物，而不用那种；用这种剂量，而不用那种；同时用两种药物；在接下来一周内重复测量血压等。虽然每位心脏病专家的目标相同（降低患者的血压并改善他们的健康），但医学是错综复杂的，存在微妙的变量，可能有多种方法来实现相同的预期结果。

复杂问题的决策面临以下几个挑战。

专家也会被固有的思维所困。 专家可能会因为之前的分析和经验而产生盲点，从而过早地忽略重要的变量。他们可能会对自己的判断过度自信。在发现其他评估问题的方法是错误的，并确认他们的计划是正确的之后，他们可能错过不断变化的环境中的关键因素。

专　　家	我认为我们应该多穿几层羊毛打底衫，再加上手套和帽子。
非专家	真的吗？
专　　家	当然。现在是冬天，而我在冬季着装方面有丰富的经验。
非专家	但我们现在在室内，而且还开着暖气。

分析瘫痪。由于过度思考和分析问题，解决方案和所需的行动可能会被延迟，从而出现决策瘫痪。我们可能会对更多的数据、更多的计算、更多的专家和任何在当时看似相关的东西产生无法满足的渴望，觉得更多的分析意味着决策更有效。然而，问题并未得到解决。分析瘫痪在数据密集型领域相当常见。

工程师 1	给我看看数据。
工程师 2	我不同意那份数据。这里有更好的数据。
工程师 3	那份数据不充分，我们需要更多的数据。
工程师 1	工程师 4 在哪里？
工程师 2	他们正在对数据进行回归分析。
工程师 1 和 3	那根本行不通。

╎ NOW WHAT？领导力行动指南 ╎

你在专业领域内帮助他人做出过哪些复杂的决策？

在哪些情况下，你会咨询专家来做出复杂的决策？

你何时经历过思维受限或分析瘫痪的情况？

到目前为止，我们考虑的都是因果关系明确、结果可预测的决策。虽然可能存在一个正确答案（比如使用左转向灯来表示左转）或多个正确答案（比如使用这种或那种药物来降低血压），但我们可以自信地预测行动的结果。我们可以依靠自己和他人的专业知识来做出决策。

然而，决策的世界变得越来越复杂了。我们遇到的情况往往充满未知，数据不完整，即使我们有专业知识，结果也难以预测。我们可能对自己想要做什么有大致的想法，但其他人似乎对正在发生的和可能发生的事情持有完全不同的看法。在这种令人不安的情况下，我们很可能处于复合的或混乱的情境中。这些情境处于 VUCA 的环境下，不稳定性（volatility）、不确定性（uncertainty）、复杂性（complexity）和模糊性（ambiguity）是常态。

不可预测的 VUCA 世界

我们越来越多地生活和工作在 VUCA 世界中。让我们想象一个普通的工作日，想想 VUCA 的每个因素可能如何出现。

不稳定性

不稳定的环境会突然且出乎意料地发生变化。你带着当天的日程计划和午餐前要完成的待办事项清单去上班。当你坐在办公桌前，你突然接到了学校的电话："你的孩子咳嗽和发烧了。"于是，你走向秘书的办公室，讨论重新安排你的第一场会议，以便你可以离开办公室去接孩子。这时，你的同事在走廊上拦住了你："我们现在需要你。我们最大的客户正在考虑与其他公司合作这个项目。"客户如果改变合作意向可能会威胁到你的大部分业务。因此，你同意参会 10 分钟，然后在开车接孩子的路上继续进行电话讨论，但首先你需要和秘书谈谈。而当你走到秘书的桌子前时，却发现座位是空着的。

不确定性

在不确定的情况下，信息是不可预测且难以解释的。当你开车去学校接生病的孩子的路上，你在想："为什么最大的客户考虑与另一家公司合作这个项目？他们是否考虑将其余的业务组合转移到我的竞争对手那里？竞争对手有什么优势？"当你把车停在学校的车道上时，你想到了你的孩子，希望他能快点康复。你怀疑自己是不是一个好家长，因为你虽然关心孩子，但又一直惦记着工作。你想知道当你试图解决客户问题时，可以给谁打电话来帮自己照顾孩子。

复杂性

复杂的环境有许多相互关联且变化的部分。你发现你们最大的客户正在考虑从三家公司中做出选择来完成这个项目。另外两家公司比你的公司规模更大，且拥有的资源更加丰富。此外，你最近听说这两家公司已经在多个领域进行了合作。你和董事会成员一直在考虑接近其中一家公司，与其讨论潜在的合并事宜。但是董事会成员意见不一，所以你决定召集一次董事会会议来讨论这一情况。同时，你决定带孩子去找他的主治医生。但那位医生今天生病了，你的孩子非常难受，哭了起来，而且表示不想换其他医生。忙乱之中，你的秘书又在哪里呢？

模糊性

模糊的挑战可以有多种解释。你带着孩子去找了另一位主治医生。医生表示你孩子可能是病毒感染，现在不需要进行任何检查。你被告知要等待观察孩子的病情如何发展，如果情况没有好转，那么他可能需要进行一些检查，因为疾病可能是由细菌或其他因素引起的。与此同时，公司的董事会在如何处理与竞争有关的问题上存在分歧。一些人认为这种情况反映了行业内更广泛的趋势。他们指出了潜在的监管问题以及可能与某些政治利益相关的障碍。另一些人则认为，目前的情况并不紧迫，你们最大的客户只是想从竞争对手那里寻求方案，以便考虑最佳价格、产品和服务。这些董事认为，你只需要重申你已经与客户建立了牢固关系，他们很奇怪你为什么要召开紧急董事会会议。

影响行动的有效性的因素

当你遇到 VUCA 环境时，如何做出决策呢？ VUCA 环境涉及技术、系统、文化、关系结构、信仰、观点和环境的相互作用，并且发生在各种地方、区域、国家和国际层面。所有这些都会影响你可能采取的行动的有效性。

VUCA 环境会让掌握专业知识的人变成笑话，尤其是那些试图有条不紊地预测和规划行动的人。然而，我们中的许多人在管理组织时犯了应用类似国际象棋思维的错误。我们认为自己可以利用自身的知识和经验来规划行动和应对挑战。如果我们会预测五步，我们将会战胜只能预测两步的对手。如果我们能够预测七步那就更好了。

我们习惯于这样思考："首先我们会这样做，然后他们会这样回应，之后我们会这样做。"我们认为可以提前规划每一步行动，并提前分析情况，这样就会成功。

然而，在 VUCA 环境中进行的不是一场庄重的国际象棋比赛，而是一场VUCA 式的象棋比赛。当我们考虑接下来的七步棋时，另一个 VUCA 象棋棋盘出现了；当我们试图调整策略时，对手开始吃掉我们的棋子；然后，当我们还在思考的时候，我们自己的棋子开始擅自移动到其他棋盘上，除了吃掉对手的棋子，它们还吃掉了己方的棋子。这里有多个棋盘和多个不同的玩家，我们陷入了当下无法知晓和预测的局面中，我们之前制定的所有循序渐进的策略都不再适用。规则和我们所处环境的状态是不稳定的、不确定的、复杂的和模糊的。

决策的紧迫性

当我们面临 VUCA 环境时，往往处于混乱或复合的不可预测世界。在这两个领域中，领导者无法规定或预测决策的结果。数据不清晰且不断变化，而且存在多种解释。许多相互关联的力量在新兴环境中相互作用，其中既有组织内部的力量，也有组织外部的力量。在 VUCA 环境下，最佳实践流程不再适用，专业知识可能带有误导性，我们需要以不同的方式来做出决策，也需要以不同的方式来领导。

在混乱领域和复合情况下做决策的时间和过程都不同于往常，如图 2-3 所示。

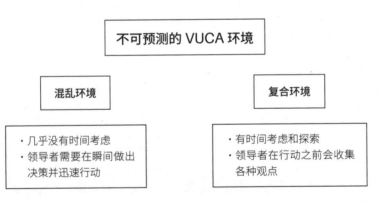

图 2-3　在 VUCA 环境下做决策的时间和过程差异

在混乱问题的决策中，时间非常有限。领导者需要在几秒钟到几小时内决定行动方针并采取行动，往往没有足够的时间询问身边同事的意见，也没有时间听取圈子之外人员的广泛意见。领导者必须利用有限的信息，依靠经验、专业知识和直觉来决定立即采取的行动。

相比之下，复合情况下的决策需要在几天到几个月的时间里逐渐形成。领导者有时间扮演促进者的角色，并与团队一起收集多方面的广泛观点以迎接挑战。在采取行动之前，大家有时间达成共识，并探索复杂挑战中的细微差别。

在本书的第二部分中，我们将探讨进行混乱和复合情境中的决策的方法差异。

混乱问题的决策技巧

欢迎来到混乱世界：

- 一种新出现的病毒突然让公司 35% 的员工身体不适。

- 在两天时间内，一家有影响力的报纸刊登了一篇文章，削弱了你的公司战略，一位董事会成员被监禁，一位关键领导离职并加入了竞争对手公司。

- 一次产品召回使公司供应链中的一种关键原料突然缺货，而备选分销商因咨询过多没有回应你的询问。

- 一次地震摧毁了公司仓库所在的城镇。

在混乱问题中，一个无情的监工手持秒表居高临下地监视着你。你想获得更多的信息，但无法做到。你想更好地了解正在发生的事情，但无法做到。你想准备好资源以更好地应对挑战，但无法做到。混乱问题的那个监工要求你立即采取行动，此时你需要从无序中创造秩序。领导者需要依靠自己的经验、专业知识和直觉，在不可预测的情况下做出最佳决策。他们需要站起来说："这就是我们需要做的事情。"

高效的领导者在混乱问题下实施决策时，会测试环境以及环境对其行动的反应。虽然环境中的某些方面仍然模糊不清、难以预测，但其他方面将开始揭示有秩序和清晰的区域。随着秩序的确定，专业人士可以阐明什么是可知和可预测的，并最终形成最佳实践。

2020 年初，随着新冠病毒的扩散，全世界的领导者被迫立即应对混乱问题所带来的挑战。他们没有时间思考，需要立即采取行动。例如，在妙佑医疗国际，首席执行官吉安里科·法鲁吉雅（Gianrico Farrugia）和高级领导者团队需要迅速做出决策，以增强医疗保健组织治疗大量急危重症患者的能力，同时减少因非紧急患者就诊减少而造成的损失。

- 高级领导者、医生和科学家的薪水被削减，但工作压力在增加；组织内的许多行政同事被强制休假；退休福利也被暂停。

- 所有患者、员工和访客都需要接受新冠病毒筛查；所有员工和访客都被要求戴口罩；高过滤口罩等个人防护装备实行限量配给。

- 非紧急手术和面对面的门诊预约被推迟；购买远程医疗和检测设备；成立研究和临床工作小组，以协调与新冠病毒相关的活动。

以上这些决策是妙佑医疗国际的高级领导者团队经过深思熟虑后快速做出的，但这些决策做得很艰难。他们没有时间寻求 65 000 名员工的意见。也没有时间请教组织架构图中的所有领导者。他们迎接了挑战，世界各地的组织领导者也是如此。

在混乱环境中实现高效领导有以下几种措施。

迅速行动。 在高度不稳定、不确定、复杂和模糊的混乱环境中，高效的领导者会挺身而出，并做出艰难的决策。他们依靠自己的经验、专业知识和直觉，在未知的情况下做出最佳决策。

充分利用团队。在混乱环境中，高效的领导者没有时间组织一系列会议以收集组织内部所有同事的观点，但他们会听取身边亲密同事的意见。在可能的情况下，即使是与直属同事进行简单的利弊讨论，也可以帮助领导者澄清思路，从而采取行动。

移交决策权。高效的领导者会将专业领域的决策权移交给专家。例如，在新冠疫情期间，妙佑医疗国际将如何更好地创建安全的患者护理环境的决策权移交给了由传染病专家组成的工作组。尽管在疫情的最初阶段，传染性环境是未知的，但是这个工作组最有能力考虑与新冠病毒感染相关的未知因素。

承认自己的弱点。根据定义，混乱的环境是未知的，这意味着决策是基于不完整的信息和有限的视角做出的。在这种情况下，领导者需要保持谦虚、开放和现实的态度。他们应该讨论自己不知道的事情，并承认自己犯的错误。

留出时间专注于应对危机。高效的领导者会允许团队成员取消例行会议，以便他们可以专注于应对危机。他们让同事有权判断什么重要、什么不重要。他们会留出时间，以便同事可以有意识地专注于应对危机。

沟通透明。领导者必须传达已知和未知的信息。在应对危机期间采取的每个步骤，领导者都需要向同事进行解释。如果没有透明的沟通，谣言和错误信息会填补沉默的空白。在混乱时期，简单的要点式信息、视频简报和针对性的面对面访谈可以简洁地传达信息。

将幕后交流推向前台。幕后交流是指隐秘且非正式的交流。在这里，同事们相互交流，试图理解具有挑战性的情况。高效的领导者会要求同事将幕后交流推向前台，以便他们可以确认关注点，并透明地回应谣言。通过这样做，他们可以与组织的思考和反应同步。

　　强化使命和价值观。高效的领导者将危机视为强化组织使命和价值观的机会，以激励同事在工作中找到意义。在混乱时期，高效的领导者会根据组织的使命和价值观来做出艰难的决策，并在应对危机时传递组织的使命和价值观。

　　赞美他人的成就。在危机期间，高效的领导者既是倾听者又是放大器。他们会留意周围成功的故事。他们宣传一线员工的事迹，强调同事们的鼓舞人心的行动。通过这样做，他们倡导一种有效能的叙事，激励组织在逆境中前进。

　　认识到对他人的影响。高效的领导者会权衡其决策对同事和客户的短期、长期福祉和参与度的影响。他们重视并努力预防和解决职业倦怠问题，并在困难时期试图建立复原力。

复合问题的决策技巧

　　现在让我们考虑更为常见、时间紧迫程度较低的复合问题。作为领导者，你对复合的挑战已经非常熟悉了：

- 当两个关键团队存在严重分歧时，你如何将其团结在一起？

- 你如何使员工队伍适应季节性需求的波动？

- 你如何处理意想不到的财务限制？

- 你如何应对市场上出现的具有影响力的竞争对手？

- 你如何应对意外且全面的监管变化？

- 你如何将新技术融入组织工作流程中？

- 你明年的组织战略是什么？

以上每一个决策都涉及与 VUCA 环境的相互作用。但是，在复合问题下，领导者有时间以更深思熟虑的方式考虑每种情况。在确定解决方案之前，领导者有时间收集组织内外同事的各种观点，最终选择一种前进方案去行动。

在面对复合的挑战时，高效的领导者应学会摒弃自己的专业知识，抑制自己当下做出本能决策的冲动。他们从个人决策者的角色转向了促进者的角色。作为领导者和促进者，他们寻求利用同事的群体智慧。他们挑战同事和自己，在行动之前填补空白和盲点。

> ┤ NOW WHAT？领导力行动指南 ├
>
> 假设你正处于 VUCA 环境中，你现在面临的三个决策是什么？你觉得它们属于复合问题还是混乱问题？

混沌问题的决策技巧

你可能还记得蓝色地球健康生活诊所，那里的初级保健医生们在其管理团队决定每天早上提前一小时开诊后陷入了混乱。管理团队在努力使诊所容纳更多患者的同时，还要平息同事的不满。当他们讨论如何应对时，管理团队中的每个人都认为他们所面对的是不同问题的决策。

管理团队中的一位成员想要聘请专业顾问，并让他们提出解决方案。她认为这个问题很复杂。第二位成员担心诊所会失去有价值的医生，而这些医生将会被竞争对手抢走，同时让留下的医生精疲力竭。她想更好地了解团队内医生的各种观点。她想在考虑如何继续之前，与医生达成共识。她认为这个问题很复合。第三位成员想在不收集更多意见的情况下继续前进，并沿用管理团队一直以来的决策过程。他是否认为管理团队是专家？如果是这样，他认为这个决策很复杂。或者他认为他们正在遵循一种其他人（非领导者）无法理解的常规性的最佳实践流程？那么他认为团队的决策是简单的。无论如何，他认为医生感到职业倦怠和离开诊所是夸大其词。

这就好像每个同事站在不同的世界里。他们在混乱的世界中一起工作。他们甚至无法就决策问题达成一致，这时，他们正处于混沌的区域。作为该团队的管理合伙人，贾斯廷知道他需要让管理团队围绕决策过程进行合作。他知道 Cynefin 框架为决策提供了共同的结构和语言。在贾斯廷的鼓励下，管理团队开始考虑使用这个框架来支持决策。

在激烈的讨论之后，管理团队决定把它当成一个复合的问题来应对。他们提到了初级医疗保健中技术、合同和人员配备模式等变化。他们注意到他们在考虑哪些观点和可能产生的决策结果方面存在根本的意见分歧。他们承认这不是一项混乱而需要紧急解决的挑战，他们有时间考虑如何更好地满足患者的需求。因此，他们同意在采取行动之前进一步了解、记录和分享同事的观点。他们暂停延长诊所的工作时间，并考虑共享观点中的信息如何指导决策。

尽管贾斯廷已经使团队朝着更加包容的决策过程的方向前进，但他仍需要花费时间来重新取得那些被管理团队最初的决策伤害的同事的信任。

NOW WHAT？领导力行动指南

想一想你现在与同事正在做的决策。

- 哪些决策看起来是混乱的？
- 你和同事是否对适用的决策问题有不同的判断？
- 你应该如何帮助同事理解不同的决策领域？
- 请制订一份以不同的方式处理决策的计划。

领导者如何切换决策风格

在任何给定的时间，领导者都可能同时面临所有类型问题的决策。例如，考虑一家公司试图在新冠疫情这场危机中前行：

- 突然出现的病毒使公司 35% 的员工生病（混乱问题）。

- 同时，他们正在考虑如何应对竞争对手（复合问题）。

- 他们询问监管团队如何保持法律合规性（复杂问题）。

- 工作场所继续以可预测的方式提供医疗保险福利（简单问题）。

有时，环境受 VUCA 因素的影响较小，专业知识和最佳实践的稳定状态可以更自由地应用。而有时 VUCA 因素在环境中占主导地位。一位高效的领导者知道如何在这些挑战中穿梭，为每种情况和挑战应用最佳的策略。

领导者需要适应不同决策问题带来的挑战。我曾见过一些领导者在混乱中应对紧急决策的挑战，指导同事并引领大家度过危机，之后却未能适应复合挑战中更具促进性的需求；当需要更具包容性的决策风格时，他们继续像指挥官一样行事。我还曾见过一些领导者在混乱时期过度强调包容，而这时他们应该立刻做出决策。一位高效的领导者会承认这一点并在每个问题需要的决策方法之间进行切换。

将专业知识视为一种在某些情况下有用，在另一些情况下却有害的策略。你如何恰当运用自己的专业知识，决定了你的决策最终能否成功。

VUCA 环境需要的不仅仅是专业知识、经验和战略思维，还要求你拥有额外的能力，能够利用丰富的知识，同时不会切断可能的新行动选项。

┌─ | NOW WHAT？领导力行动指南 | ─┐

想象一下，如果你为每个讨论的话题确定了所属的决策问题，
你可能会如何组织会议。

- 这会如何改变你的议程？
- 这会如何改变你的会议的效果和效率？
- 这会如何增强你有效领导的能力？

在下一章中，我们将重点关注如何"走上包厢"，俯瞰盲点，挑战心智误
区，并获得更广泛的了解环境的视角。

 本章概要

1. Cynefin 框架为决策者提供了一个概念性的立足点，即
   决策环境的"地图"，用于梳理环境和决策过程的需求。

2. 决策针对的问题分为以下 5 种：简单的、复杂的、复合
   的、混乱的、混沌的。

3. 对于简单问题和复杂问题的决策，其原因和效果是可知
   的，结果是可预测的。这些决策属于可预测世界范畴。

4. 关于简单问题的决策很容易做出。当你面对简单的决策
   问题，你和同事都能明确地预测到可能会发生什么。简
   单问题的决策可能涉及单个步骤或多个步骤，并且可能
   包括最佳实践流程。

5. 决策的简单程度取决于决策的背景。最佳实践流程可能

会过时，而我们也会被自己固有的思维所束缚。

6. 复杂的决策需要专业知识。但是专家们可能会被固有的思维所困，并且过度分析情况，导致决策瘫痪。

7. 当未知的力量发挥作用，数据不完整，尽管有专业知识的优势，但也无法确保预期结果时，你很可能处于复合或混乱的不可预测领域。这些领域存在于不稳定、不确定、复杂和模糊的环境中。

8. 在混乱中，因时间紧迫，领导者需要利用他们的经验和专业知识，根据少量的信息做出快速决策，以阻止破坏性力量。

9. 当高效的领导者在混乱的环境下应用他们的决策时，他们会测试环境及其对他们行动的反应。虽然环境的某些方面仍然模糊和不可知，但其他方面将开始揭示秩序和清晰的区域。

10. 面对混乱的决策问题，高效的领导者会迅速行动，充分利用团队，移交决策权，承认自己的弱点，留出时间专注于应对危机，进行透明的沟通，将幕后交流推向前台，强化使命和价值观，赞美他人的成就，并认识到危机对他人的影响。

11. 复合问题出现时，需要利用内外部人士的专业知识和理解能力。高效的领导者不再扮演个人决策者的角色，而是向促进者的角色转变。

12. 当同事们无法就决策领域达成一致时，他们往往处于混沌情境。

YOU'RE
THE
NOW
WHAT?
LEADER.

第 3 章

跨越混沌，
获得更高的决策视角

犀牛艺术家、舞池和包厢的隐喻，会帮助
你停下脚步并反思，跳出本能的思维误区，以
获得看待问题的最佳视角。

每一个心智误区
都会产生思考盲点。

高效的领导者通过分享故事、巧妙地使用隐喻和艺术形式来表达复杂的想法。这样的表达方式使他们在传达重要概念时更具感染力，促进了组织价值观的强化，并使同事们团结起来，进而实现组织的使命。

在本章，你将了解"犀牛艺术家"的盲点，并通过有关心智误区（又称思维陷阱）的故事和漫画认识到何为认知偏差。你将了解关于"舞池"和"包厢"的隐喻，从而使你能够停下脚步并反思，以获得看待问题的最佳视角。

犀牛艺术家的决策盲点

我最喜欢的一幅漫画描绘的是一位犀牛艺术家。漫画中，这位犀牛艺术家专注地站在画布前，正在画一头惬意地躺着的大象。这位深沉的艺术家精准地捕捉到了它那微笑着的作画对象的精髓，除了一个细节——一个巨大的犀牛角占据了画像中央的大部分空间。

当你看向这位艺术家的画室的墙壁时，你会发现它画了好几个美丽的场景，有从云层俯瞰的河流，有乡间小屋，还有水果碗等。但是每一幅画的中央，都被一个巨大的犀牛角占据。

犀牛艺术家如此勤奋地用画笔展现着这个复杂的世界，却没有意识到它把自己画进了每一幅画里。它不认为自己是一个独立于它所画的场景之外的物体。

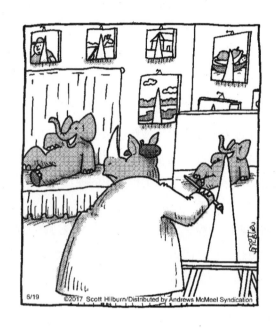

每个人都有自己看待世界的视角。而具有讽刺意味的是，每个人都受制于自己的"大犀牛角"，即主观视角，从而导致对世界的诠释有失偏颇。

在看到犀牛艺术家的戏剧性盲点后，请审视一下你对现实的感知。你本能地拥有认知偏差，进而扭曲了你对整个世界的评价，这使你的决策变得一团糟。但庆幸的是，你还有改变局面的希望。

在前几章中，你学到了认识自己专业知识的局限性，构建了不同类型的决策框架，并明确了如何处理每个决策问题。在这一章中你将了解心智误区，也就是你思维中的"大犀牛角"，以及塑造了你的世界观的偏差。然后，你将学习如何在做决策时重新设定或调整你的视角，就像后文所提到的，从舞池中走出来，走向高处的包厢，以获得更清晰的视角并避免认知偏差。

导致思考盲点的心智误区

珍妮弗·加维·贝格（Jennifer Garvey Berger）在她那本富有洞察力的著作《走出心智误区》（*Unlocking Leadership Mindtraps*）中，描述了领导者在思考复杂问题时通常会采取的 5 种本能路径。她把这 5 种本能路径称为"心智误区"，每一个心智误区都会产生思考盲点，即思维中的"大犀牛角"。根据贝格的说法，这 5 个心智误区分别是：简化故事的心智误区、感觉正确的心智误区、渴求共识的心智误区、渴望掌控的心智误区、捍卫自我的心智误区。

简化故事的心智误区

如果你和我在一个清冷无云的冬夜，站在我位于明尼苏达州的家里后院，我们会仰望天空看到无边的星海。我们会凝视着这些闪亮的小点，辨识出天空中的一个个星座。也许你会抬头看向南方，看到猎户座，那夜空中的猎人，他那宽阔的肩膀、腰带和配刀都清晰可见。也许你会抬头看向北方，看到珀尔修斯英仙座 [1]，那位杀死了蛇发女妖美杜莎的古希腊英雄。你会发现英仙座的矢船三和大陵五这两颗最明亮的星星，指引你来到群星的中心。而我……我很可能抬起头，用老花的双眼，看到的却是一个鸡肉卷和一杯啤酒，旁边还散落着一些类似抗酸药片的星星，在我眼中，这是"烧心星座"。

---

[1] 英仙座是著名的北天星座之一，以古希腊神话英雄珀尔修斯命名。英仙座中最亮的是矢船三，其次是大陵五。——编者注

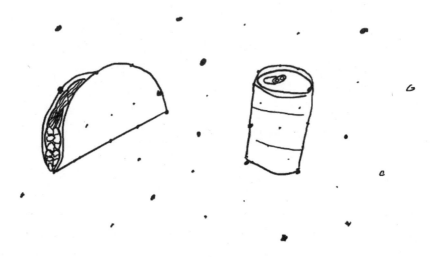

　　每个人看到的是同一片天空，但每个人讲述的天空故事却不尽相同。同样地，在工作和生活中，我们往往会解析数据并构建一种叙事手法，以此来传递我们对复杂环境的认知。面对同一个事件，我们最初获得的信息虽然纷杂但是一致，随后大脑开始迅速编纂故事来填补信息的空白。例如，你可能听说有人被解雇了，但你的大脑不会就此罢休。你会进入简化故事模式："哦，我猜可能是因为他的部门不断超支。难怪他们最终解雇了他。这种超支的情况不可能永远持续下去。"或者也许你听说有人被录用了，你也会进入简化故事模式："嗯，这很合理，因为她和部门主管以前共事过。"事实上，你对这两个事件并没有太多的了解，但你将这些随机的信息编成了一个故事。这样一来，你收到的信息似乎就不那么随机了。

　　社会心理学先驱所罗门·阿希（Solomon Asch）研究了我们对他人的最初印象如何被我们收到关于他们的信息的先后顺序所影响。例如，下面这两位潜在的工作候选人，你会更倾向于雇用谁？

- 塔米：聪明、勤奋、冲动、挑剔、固执、善妒

- 黛安：善妒、固执、挑剔、冲动、勤奋、聪明

实际上，塔米和戴安拥有相同的个性特征，只是个性特征的排列顺序不同。而阿希的研究表明，人们会对塔米产生更好的第一印象。

接下来，再想想你的情绪和身体状态会如何影响你构建的故事。想象一下，当你在心情愉悦并得到足够休息的情况下，以及当你在疲惫并缺乏安全感的情况下，你的故事分别会如何展开。当你收到一位同事的正面评价时，以及当另一位同事向你表达担忧和相左的意见时，你的故事分别会如何展开？当你十分饥饿时，你又会如何思考？然后，再回想一下你刚刚在社交媒体上看过的内容，你所在的社会团体最近提倡的观点，以及你对持相反意见的人所表达意图的解读方式。最后，再叠加上你的性别、民族、种族、经济地位、政治观点，以及你最喜欢的球队，并考虑这些元素如何体现在你对这个世界的感知与叙事中。

我们可以为任意一件事情构建一个简单的故事。我们习惯于通过构建故事来解释自己所感知的事物。通常，我们对自己构建的这些故事非常自信，以至于甚至没有意识到故事中的某些部分可能是自由创做出的非虚构内容，里面充斥着并不真实的虚构元素。从具有不同信仰和经验的其他人的角度来看，我们的故事可能纯属虚构。同样，如果给予他们相同的信息，他们故事中的人物和情节对我们来说也是完全不同的。

| NOW WHAT？领导力行动指南 |

写下一个你曾经坚信自己正确，但后来发现忽略了关键细节和不同视角的时刻。那一刻你构建了一个什么样的简单故事？说出 5 个可能会影响你构建简单故事的团体，可以考虑社会、宗教、政治、工作组织和职业团体。

感觉正确的心智误区

回顾一下本书引言中的那位领导者，他在会议上总结道："你们的观点都是错误的，因此我决定这件事将按照我的计划进行。"其实不只领导者会这样独断专行，会议的参与者也经常这样做。当我们听别人发言时，会想："是的，你是正确的，我同意你的观点"，或者"不，你是不正确的，请不要再说了"，又或者"我可以在会后和他们谈谈，让他们明白我的想法"。认定自己是正确的，往往让我们感觉最舒服。我们倾向于捍卫自己的正确。如果你试图与我争论这一点，我向你保证，我将坚决反对。

对很多人来说，错误会引发身体不适。我指导过的许多领导者表示，当别人的观点与他们的观点产生冲突时，他们会感到胸闷、心跳加速、手心出汗，他们会沉默不语，或者用带有施压性的语气说话。他们表达了一种带有防御、恼怒和被冒犯的情绪。他们将这些时刻视为个人的失败，因为他们更愿意保持开放和好奇，而不是轻易被情绪左右。

许多人认为自己能够接受不同观点，并认为自己愿意接受挑战。然而，当我们真的听到那些不同的观点时，我们会通过自己当下的想法来过滤它们，而这些想法往往基于我们所构建的简单故事。比如，"我已经考虑过这个问题了，但那是不成立的。原因是一、二、三……"然而，在复杂的世界中，我们认为与现实情况不相关的无关紧要的东西，可能是有一定关联性的，或者事实上在更广泛的范围内是至关重要的。事情是多变的。而当我们在舒适的井底从井口注视世界时，往往察觉不到这种变化。我们觉得自己是正确的。在盲点背后，我们总会有着自认为正确的认知。

渴求共识的心智误区

明尼苏达州的居民以礼貌和友好著称。他们通常很容易相处，会避免提出反对意见或显得有对抗性。他们拥有"明尼苏达式友善"。与"明尼苏达式友善"的人相处有很多好处。当你去散步或在杂货店结账时，会有很多人向你微笑并致以问候。这里的人们往往会不遗余力地相互帮助。明尼苏达州确实是一个宜居的地方。

然而，"明尼苏达式友善"也有不好的一面。有时候，同事即使持有与你不同的意见，也会面带友好的微笑，并点头表示肯定。你认为他们赞同你的观点，但其实他们只是不愿意表达不同意见。因此，重要的意见分歧和不同观点可能就会被礼貌地隐藏了起来。

"无论你做什么，都不要惹麻烦。要合群。"这是明尼苏达州许多人持有的信念。是的，当面对复杂情况时，我们需要友好、尊重和合作的互动，但我们也需要分享不同的观点来应对复杂的挑战。你可能觉得不同意见会引发对抗，所以选择了妥协。你在思想上和可能发生的事情上做出让步。我们保持沉默，保留不同的观点和选择，以免显得（或让他人感觉）有敌意，而不是接纳合作过程中的不舒适感。

提出不同意见确实很难。也许你觉得提出不同意见不安全，你可能担心失去一个朋友，疏远一个同事，或者激怒一个有权力的人。也许你的职位评估即将到来，你不想破坏获得晋升的机会。你不希望被评价为"难以沟通、不善于团队合作"。也许你感到很烦恼，因为这个会议已经进行了很长时间，如果你再提出不同意见，就会耽误别人享用午餐。因此，你保持沉默，或微微一笑，然后让会议继续进行。

┤ **NOW WHAT？领导力行动指南** ├

列出你曾隐瞒自己的想法，后来又希望自己能说出来的具体情形。当时是什么让你保持了沉默？

渴望掌控的心智误区

人们倾向于认为自己能掌控全局。正如我们在第 2 章中的 Cynefin 框架中了解到的那样，无论遇到的决策问题是简单还是复杂，我们仍然牢牢掌控着对可预测环境的控制力。但我们也了解到，当遇到不可预测的挑战时，我们对环境的控制力就会消失。当面对复杂的情况时，我们往往会高估个人力量的有效性。我们错误地认为自己可以掌控一个循序渐进的战略。我们把同事和资源视为棋子，并根据我们构建的简单故事来实施自认为正确的行动。我们试图控制外部环境以得到想要的结果。但这样的方法会让我们失去自我控制力。

俄亥俄州立大学管理科学教授保罗·纳特（Paul Nutt）发现，当领导者使用命令和劝导的控制手段进行战略决策时，这些决策中有一半会失败。然而，如果领导者减少对决策过程的严格控制，让他人参与进来，从而听取多种想法和方案，了解执行情况并找出障碍，这种进行战略决策的方式在复杂环境中取得成功的可能性就会增加。

人们会不停地寻找机会，利用自己的专业知识和经验来铺设特定的道路。但人们更喜欢在规划通往目的地的路径时，找出那些自己可以直接控制的精确行动。不过，VUCA 环境中存在着许多未知因素，而且随着决策框架的演变，我们无法再控制一切。

捍卫自我的心智误区

在我指导的实践中，有领导者表达了以下假设：

- 我的成功来自我控制叙事的能力。
- 我的权力和权威来自让别人完成工作。

- 我需要进行微观管理，否则，事情就无法完成。

- 失败就是因为缺乏意志力。

- 如果被同事看到我不知所措，我就会失去他们的尊重。

每个假设都根植于领导者的自我捍卫意识。他们对自己是谁以及在这个世界上能发挥的作用的感知，是以保护他们当前的自我形象为前提而形成的。上述假设有的听起来也许很夸张，有的比较合理。从局外人的角度来看，我们可以看到其中一些观念似乎被夸大了。很多人明白，在某个具体项目上的不成功并不一定代表一位领导者的领导力、能力、授权方式等有问题。但与此同时，这样的观念也很难被撼动。

罗伯特·凯根（Robert Kegan）和丽莎·莱希（Lisa Lahey）在《哈佛商业评论》上发表的文章《人们不会改变的真正原因》（*The Real Reason People Won't Change*）中，描述了限制性假设是如何在人的生命早期形成的，以及为何在多年后应用时很少受到批判性审视。每位领导者在感知世界时，不管是有意识还是无意识，都会在脑海中播放限制性假设的背景音乐。这些关于他们自己和周围世界的假设，影响并且扭曲了他们解释和应对挑战的方式。即使情况完全不同，限制性假设的背景音乐仍会响起，而且这些假设导致了本能的和错误的反应，并与有效的领导脱节。这些假设捍卫了领导者当下的自我，但它们依赖的是一种被过去的经验所束缚的自我印象。在第 10 章中，我们将探讨限制性假设对决策的影响，并检验这些与捍卫自我交织的假设的有效性。

走入舞池上方的包厢

就像那位犀牛艺术家一样，每个人对现实的理解都存在明显的盲点。我们讲述简化的故事，对感觉正确和共识的渴求，对掌控的渴望，以及对自我的捍卫，都会形成偏差，并使我们深陷其中。但是，通过刻意练习，我们可以拓宽视野，帮助自己以及我们领导的团队看清盲点。

哈佛大学肯尼迪政府学院的高级讲师罗纳德·海费茨（Ronald Heifetz）在《领导力没有简单答案》（*Leadship Without Easy Answers*）一书中写道，领导力既主动又具有反思性。他敦促领导者交替进行参与和观察。为了阐明观点，他用了舞厅中舞池和包厢的比喻。

把你所在的组织想象成一个舞池。你参加会议，阅读备忘录和报告，与同事互动。你感知环境并做出反应。有时你和同事是同步的，但有时不是。在"舞池"中，你和你的同事都沉浸在想法、情绪和不断变化的动态场景中。你的专业知识指引你对当下的情况做出反应。这些反应时而恰当，时而不那么恰当。你看到离你最近的人在跳舞，感受到他们的想法和情绪，你据此做出回应。然而，你身处舞池中的视角始终是有限的。

为了扩大视野，你抬头发现舞池上方有一个包厢。当你步入包厢，俯视下面的舞池时，你可以专注于舞池中的变化，而这些变化是你在舞池中与他人在一起互动时所无法感受到的。当你远离实时反应的压力和节奏时，你就有机会考虑其他观点。"包厢"的视角可以培养洞察力。它并不遥远，并非高到近万米高空的飞机视野，在那里你与他人和组织都将失去联系，一切皆是模糊的、虚无缥缈的地理景观。相反，在"包厢"里你仍然能够与现实相连。当你观察所处的环境时，你会看到具体细节，你会看到每个人，你会通过不同的视角来理解现实世界的复杂性。你可以全盘接受并以更广阔的视野来理解所处的环境。你可以看到之前未曾看到的盲点。

你要清楚，你去"包厢"是为了获得观察的视角，而不是为了被别人看到。它既不是一个用来管理别人的地方，也不是一个可以大声发号施令的场所。你去包厢是为了思考，而不是为了行动。生成方案并采取行动的时机在后面。

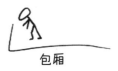

包厢

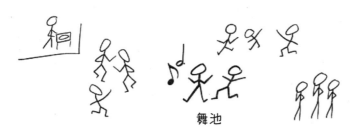

舞池

在本书的后续章节，你将学习如何走入包厢。你将学习如何进行一对一的谈话，帮助同事克服盲点，厘清他们所面临的复杂的挑战。你将带领一大群同事走入包厢，共同思考并确定你们作为集体应对棘手和不可预测的情况的方法。

下一章将重点关注职业倦怠和幸福感。当同事经历职业倦怠时，他们会情绪低落、愤世嫉俗、效率低下。当我们提升同事的敬业度和幸福感后，我们也会提高工作者个体和整个组织的效率。

 本章概要

1. 每个人在看待世界时都有盲点。

2. 5 个心智误区会造成盲点：简化故事、感觉正确、渴求共识、渴望掌控、捍卫自我。

3. 我们构建简化的故事来解释复杂的环境，这些故事基于我们自己的经验、身心状态、专业知识、身份和信仰。

4. 我们往往在感觉正确的基础上过滤所听到的东西。我们寻求论点来支持当前的想法。

5. 我们渴求共识，并认为分歧是对抗性的。因此，我们选择妥协，而不是坦诚合作。

6. 我们常常渴望掌控局面。我们认为，即使在复杂环境中，也可以利用专业知识和经验，用明确的行动来规划一条具体的道路，以说服别人获得我们想要的结果。

7. 我们保护自己的自我认同和别人当前对我们的印象。

8. 随着心智误区的强化，我们会对自己持有限制性的假设。这些根深蒂固的观念将我们的自我束缚在对过去经验的解释上，降低了我们当下作为领导者的效率。

9. 领导者必须在参与和观察之间交替进行，就像舞池和包厢的比喻一样。领导者需要花时间待在"包厢"里，远离"舞池"的压力和实时反应的节奏。包厢的视角可以培养我们的洞察力，因为它提供了一个使我们越过盲点，以更广阔的视角来了解环境的机会。

YOU'RE
THE NOW
WHAT?
LEADER.

第 4 章

提升个体的
职业幸福感

职业倦怠是系统而非个体行为的结果。这个系统包括组织、个体和组织中每天的人际交往，它能令个体产生职业倦怠，也能产生幸福感。

压力 + 休息 = 成长

　　我每年都会为妙佑医疗国际新聘用的医生和科学家做一次关于职业倦怠与身心健康的演讲。在演讲中，我会问与会者是否经历过职业倦怠。2022 年之前，只有少数人举手。但是到了 2022 年，现场绝大多数人举起了手。2018—2022 这 5 年中，这些医疗专业人员的职业倦怠率是否有显著的增加？很有可能，尤其是在新冠疫情期间。又或许，我们只是变得更加善于识别职业倦怠了。我们已经越来越熟悉职业倦怠的定义和量化职业倦怠的指标，所以现在我们可以轻松地发现专业人员出现职业倦怠的征兆。如果作为领导者的目标之一是减少职业倦怠，那么拥有一个框架用于识别职业倦怠并找出处理职业倦怠和改善身心健康的方法至关重要。

　　在一次由亚洲地区和中东地区的医疗机构领导者参加的研讨会上，我向与会者提问："你们当中有多少人经历过职业倦怠？"现场座位按照组织和国家分组，除了围坐在一张桌子旁的与会者，其他人都举起了手。我暗想："终于有一个组织找到了消除职业倦怠的方法。"所以我邀请坐在那张桌子旁的与会者分享他们的经历。

　　听到我的邀请后，他们刚开始面面相觑。紧接着，其中一个人拿起麦克风站起来说道："我们国家的每个人几乎都经历过充满苦难的童年。我们很小的时候就知道，成功的唯一方法就是埋头苦干，尽可能长时间地工作。我们对彼此都有这样的期望。当然，我们也有过坚持不下去的时刻。我们也曾无数次地感到悲伤和无助，但我们需要挺过这些艰难时刻。"他低下头，把麦克风换到另一只手上，接着说道，"不过，我有许多退休的同事已经对自己的职业生涯进行了反思。他们意识到，曾经经历的悲伤和无助的时刻成为他们一生的痛苦。他们告诉我，他们甚至感觉自己从未在工作中体验过快乐。他们对自己曾经的职业生涯感到后悔。但他们不会将其称为职业倦怠。"

职业倦怠综合征

职业倦怠是一种综合征，表现为情感耗竭，经常感到愤世嫉俗，或者无能为力。当人们疲惫不堪、精疲力竭、缺乏情感能量时，会产生一种认知疲劳，进而影响我们完成工作的能力。蜡烛需要足够的氧气、不受风和有火花三个条件来保持燃烧，如果不具备这些条件，它就不能发光和发热。同样，当我们情绪疲惫时，也会变得没有活力。

愤世嫉俗指的是我们在工作时产生的消极态度。当我们开始变得愤世嫉俗时会越来越易怒，并不再对工作充满期待。我们甚至开始将同事和客户视为人生道路上的障碍。当我提到愤世嫉俗时，想起了《格列佛游记》中的人物格鲁姆。当格鲁姆和他的朋友面临艰难的挑战时，格鲁姆会强调："我们肯定做不到！"他的朋友会反驳："乐观点，格鲁姆。"但是，没过一会儿，格鲁姆又开始泄气："我很乐观，但是我们不可能做到！"

是什么导致了职业倦怠

你可能很清楚是什么导致了职业倦怠。想象一下，以下糟糕的事似乎永远也不会停止：

- 你的收件箱里塞满了"高优先级"的邮件；工作日程的改变毁掉了计划已久的家庭聚会；因为你提交了错误的表格，失去了重要的机会。

- 你的老板忽略了你在自身专业领域内提出的合理建议；每次你按照同事的指示联系他时，他总会对你发火；你刚刚接到了一个重要的项目，但这个项目的交付成果定义不清，截止日期也不现实。

- 你所在组织的使命和价值观似乎只存在于工作场所的墙面或电子屏保画面上——当你打开人力资源门户网站试图填写一份关于职业倦怠的调查问卷时，网站总会因为"故障"突然重新启动。

- 你没有假期，吃不好，睡不好。在你的脑海深处，每天凌晨 3 点把你叫醒的，是你对上个月所犯的错误停不下来的反思。你觉得自己好像在一个没有救生绳的泳池里踩水，而泳池将近 2 米深。

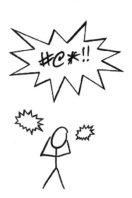

　　我们每个人原本都有勇气去解决流程效率低下、工作量过大、工作与家庭发生冲突、组织功能失调的问题。我们很有韧性，在遭遇挫折或失败之后可以重新振作起来。当我们自豪地谈论为实现目标所做出的牺牲时，我们甚至认为劳累是一种荣誉徽章，是我们为工作奉献自己的证明。我们面对挫折时，永远不会放弃。但当挫折、失败、劳累不断重复，持续出现，而我们没有恢复的时间时，那么长此以往，我们就会有产生职业倦怠的风险。

为什么要重视职业倦怠

我写作本书的前提假设是，你是一个充满善意的、有道德的领导者，想通过某种方式使世界因为有你的领导而变得更美好。也许情况并非如此。也许你更像是一个邪恶的商业大亨，把你的下属的灵魂视为点燃你那邪恶计划的火种。那么首先，感谢你购买这本书；其次，我还是要提醒你，关注下属的职业倦怠仍然是一件很重要的事，因为职业倦怠会降低组织的效率。

伴随职业倦怠而来的是抑郁、焦虑、人际关系破裂、酗酒、滥用药物，甚至自杀等问题，这些不仅会给个人带来毁灭性的伤害，还会损害一个组织有效运作的能力。职业倦怠与工作失误的增加、生产力的降低、人员流失率的增加和客户满意度的降低息息相关。总而言之，职业倦怠会伤害个人和组织为他人服务的能力。虽然产生职业倦怠的原因很复杂，但优秀的领导者可以降低下属产生职业倦怠的概率。

┤ NOW WHAT？领导力行动指南 ├

你有没有经历过职业倦怠？

当时是什么导致你产生了职业倦怠？

采取提升幸福感的行动

正如领导者必须了解职业倦怠的重要性一样，了解职业中的幸福感也很重要。当我们认识到影响幸福感的因素时，便可以确定采取哪些行动来提升幸福感。我们所做的具体事情，要么提升了幸福感，要么削弱了幸福感。虽然我们对他人或富有成效或具有破坏性的行为习以为常，但我们首先需要能够准确描述自己所感知到的东西。

当我还是个孩子的时候，每次生病我都会去找妈妈，说："我肚子疼。"她会回答："你的声音听起来是不太舒服。"当我长大后，完成了医学院的学业，我的词汇量已经变得更加丰富且具体了。现在，当我感到不舒服时，我会打电话给妈妈说："我觉得我的乙状结肠或左腰肌有问题。"她仍会回答："哦，你的声音听起来是不太舒服。"

我讲这件事的重点不是强调我具体患上了哪种腹部疾病，而是强调创建一种语言体系来描述身体状况的重要性。在我掌握了一定的语言体系的情况下，曾经的"肚子"变成一个由器官和身体部位组成的复杂系统，每个器官和身体部位都有自己的名称、功能以及潜在的病理和健康状况。随着我的语言体系的扩展，我可以更准确地识别和描述体内可能发生的事情。

当我给妙佑医疗国际新聘用的医生和科学家做关于职业倦怠和幸福感的演讲时，我喜欢问他们一些看似与主题不太相关的问题。我会这样问："你们当中有多少人能说出 6 种代谢性酸中毒的原因？"几乎所有人都举起了手。"你们当中有多少人能说出 12 对脑神经的名称？"大多数人举起了手。"你们当中有多少人能说出心理健康的 6 个因素？"无人举手，大家用茫然的目光注视着我。

这些人几乎可以说出人类生理学、解剖学和病理学各个方面的知识，他们对人体结构了如指掌，但不清楚促进心理健康的因素是什么。

心理健康的 6 个因素

根据威斯康星大学麦迪逊分校的心理学家卡罗尔·里夫（Carol Ryff）创造的心理健康六因素模型，有 6 个因素影响一个人的心理健康：

目标感。我们认为可以通过与自己的价值观和信仰相一致的方式来实现目标。这有助于我们赋予生活意义。

自主性。我们觉得自己是自主的，可以独立发声，并让世界听到。我们可以抵制那些会让我们以不协调的方式思考或行动的社会压力。

个人成长。我们感觉到自己在学习、获得新的经验，并且能发挥出潜力。我们在持续提高效率。

对环境的掌控。我们感觉到自己可以管理和控制所处的环境。我们拥有展示能力所需的工具和资源。

积极的人际关系。我们感觉到自己与他人有温暖、令人满意和充满信任的关系。我们能够意识到维持健康的人际关系所需的付出和妥协。

自我接纳。我们对自己持积极的态度，既能接受自己好的品质，也能接受自己的错误、怪异和因此带来的挑战。

心理健康量六因素模型为领导者提供了一个框架，其中列出了提升职场人士对生活和工作满意度的 6 个具体因素。一个希望提升员工幸福感的高效领导者，将与组织的使命和价值观保持一致，鼓励员工畅所欲言，最大限度地激发他们的潜力，并为其提供学习机会，确保其获得所需资源，同时，努力营造积极的人际交往氛围，并树立成功和失败的榜样。

与之相反，一个低效的领导者会监控任何与组织的使命和价值观不一致的偏差，压制独立的声音，将员工视为商品，不提供必要的资源，孤立同事、纵容争吵、谴责失误。这些会降低员工的幸福感，很可能使员工产生职业倦怠。

效能的不同层面

当我们精疲力竭的时候，我们会从二元对立的角度看待自己的经历，比如将"我们"和"他们"，或者"我"和"世界上的其他人"看作对立关系。这限制了我们在所处环境中做出必要改变的能力。

其实，我们可以换个角度审视自己与世界其他客体之间的空间，这个空间由组织、个人的思想和行为，以及各种人际关系所组成。正是在这个局部空间的不同层面中，我们发现了效能。在每个层面上，我们都可以采取一些行动来使自己和同事摆脱职业倦怠，拥有幸福。

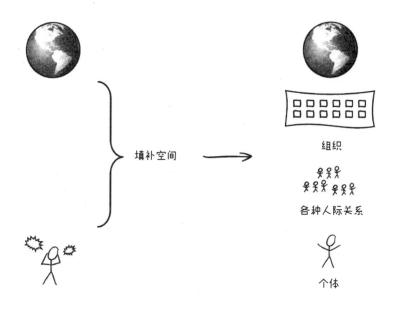

填补空间

组织

各种人际关系

个体

个体层面

如果你有 37 封高优先级邮件需要回复，同事对你发火，老板给你本就人手不足的团队设定了一个无法实现的项目完成期限，你所在组织的文化就像一杯过期的酸奶一样发酵，你会感到精疲力竭。你觉得自己此刻需要进行冥想。于是，你选择去冥想。然而，当你第二天在同样的环境中工作时，你仍然感到精疲力竭，你对自己说："我一定是没有正确掌握冥想的方法。"所以你参加了一个冥想课程，同时，你决定再试试跑步。

但是，尽管你又去跑了步，你仍然提不起精神，对一切感到愤世嫉俗。于是，你开始减少加工食品的摄入，并保证充足的睡眠。即使如此，经过数周的冥想、跑步、健康饮食和充足睡眠，你仍然感到精疲力竭。

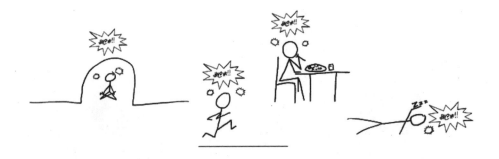

也许在那一刻你顿悟了。你意识到幸福感与你的工作密不可分。当你一直被人打扰的时候，你很难进入冥想状态。如果你被灌输的是糟糕的组织文化，就很难与组织的价值观保持一致。你的目标感、自主性、个人成长、对环境的掌控、积极的人际关系和自我接纳可以分为两个部分：内部世界（你可以努力改变）和外部世界（你需要和他人共同努力改变）。如果你没有同时关注内部世界和外部世界，那么你摆脱职业倦怠、拥有幸福的可能性就会降低。

考虑一下如何优化你的身心健康，也就是你的内部世界。冥想、跑步、睡个好觉、健康饮食，这些能极大地改善你的身心状态和你对外部世界的体验感。睡得太少，吃得不好，反复内耗，你的工作效率还会高吗？不会。在精疲力竭的状态下，你是不是更有可能变得情绪疲惫、愤世嫉俗、效率低下？当然是。

实现目标并不意味着要一直全速前进。想象一下，你和我决定两个月后去参加一场马拉松比赛。我们想要做好充分的准备，所以我们决定，在读完这章内容后，就穿上跑鞋，在比赛前的两个月里每天跑步。我们认为，每一次我们跑得越远、越快，就准备得越充分。

布拉德·斯图尔伯格（Brad Stulberg）和史蒂夫·马格内斯（Steve Magness）是为优秀运动员、企业高管和企业家提供指导的教练。他们在所著的《状态的科学》（*Peak Performance*）一书中，写下了成长的等式：

压力 + 休息 = 成长

这个等式适用于优秀运动员，也适用于企业领导者。我们的激情和实现目标的动力必须伴随着休息和恢复。如果高强度训练与休息恢复不平衡，运动员的水平会下降，受伤率会增加。正如运动员一样，思考时也必须将深度专注的时间与休息结合起来，以促进洞察力的产生。如果没有休息，我们的努力就会建立在一个摇摇欲坠的地基上，最终会在压力下崩溃。正是在休息和恢复期间，我们得以巩固和加强成长的框架。

很多人有着永不满足的欲望，想做得更多、更好、更快。我所指导过的许多成功的专业人士和企业高管都是如此，比如那位想要迅速晋升为副总裁的高管，那位想要在短时间内发表一生的手稿并获得教授职位的科学家，以及那位追求完美的专业人士。但实现这些成就的动力往往建立在恐惧、忧虑和对复杂世界的不确定的假设基础之上。当我们被一种害怕错过、害怕落后于他人或失去某些东西的恐惧所驱使时，就有可能化身为残酷无情的监工，与自己进行冷酷无情的内心对话。

教育家兼企业家赛思·安丁（Seth Godin）曾描写过世界上最糟糕的老板就是我们脑海中的声音："如果你的经理跟你说话的方式和你对自己说话的方式一样，你会辞职的。如果你的老板和你一样浪费你的时间，你会辞职的。如果一个组织对员工的培养和你对自己的培养一样糟糕，它很快就会倒闭。"

有时，世界上最糟糕的老板——我们脑海中那些令人不安、固执己见的声音，会成为我们与同事交谈时的声音。如果我们不加以注意，这些因不正常的动力和激情产生的声音会导致自己及他人精疲力竭。

组织层面

重视职业倦怠和幸福感既不仅仅是领导者的责任，也不仅仅是个人的责任。实现减少职业倦怠和提升幸福感的目标是个人和组织的共同责任。这种共同责任的相关人包括组织的董事会和所有担任领导职务的人。

如果不对职业倦怠进行量化，就很难降低职业倦怠率，也很难界定究竟是什么导致了职业倦怠的产生，因此。数据至关重要。正如组织评估生产力、质量和成本的措施一样，评估职业倦怠的措施也需要具备可跟踪性。定量和定性数据提供了关于整个组织中每个团体和个体的信息。这些结果能够促进辩论和对话，以了解评估了什么和没有评估什么然后该怎么做。在本书后面讨论ROW推进法时，会详细介绍这一点。在这里，需要提醒一点：关于职业倦怠和幸福感的数据是很私人的。虽然领导者应该鼓励每个员工了解自己的职业倦怠和幸福感水平，但每个人的结果都应该保密，只有进行了测试的人知道。这不仅出于隐私保护的目的，还为了保证个人对询问做出更真实的回应。

在医疗保健领域，曾经有一个被称为"三重目标"的概念。一个组织的三重目标是利用较低的人均成本（目标 3）和高质量的患者体验（目标 2），来改善患者群体的健康情况（目标 1）。其他行业也有类似的目标：提高产品或服务的质量，提升客户满意度，并以较低的总体成本做到这一点。但是，如果在实现三重目标的过程中，领导者以牺牲员工的幸福为代价，就像邪恶的商业大亨那样，会产生什么后果？这种实现目标的方法会随着时间的推移而失效，员工流动率会上升，工作失误会增加，生产力也会下降。

在医学领域，我们当下关注的是"四重目标"，它将"三重目标"的衡量标准与员工职业倦怠和幸福感的衡量标准结合了起来。因为提供产品或服务的员工只有得到培养和呵护，才能更高效地工作。

如何评估职业倦怠

许多组织通过对全体员工进行调查来如何评估职业倦怠和幸福感。有的组织以年为单位对员工进行调查，有的组织调查的频率更加频繁。即使你的组织没有进行全员调查，你仍然可以决定对你所在的团体进行调查。马斯拉奇职业倦怠量表（MBI）是一份包含 22 个条目的调查问卷，通常用于评估职业倦怠。还有许多有效的职业倦怠评估方法，是基于马斯拉奇的研究得出的，有些只采用了 MBI 中的两个问题。

有许多经过验证有效的调查工具可以用来评估员工幸福感的各个因素。这类调查问题通常与前面提到的里夫心理健康六因素模型的因素相似，通常会要求受访者对调查问题的同意程度进行评分。例如，从 1（非常不同意）到 7（非常同意）对以下陈述的印象进行评分：

- 我的工作环境使我很容易实现组织的使命和价值观。（目标感）

- 我可以在工作场所畅所欲言，不用担心会产生负面后果。(自主性)

- 我认为我的工作能提供个人成长和发展的机会。(个人成长)

- 我所处的办公环境为我开展工作提供了必要的工具和资源。(对环境的掌控)

- 我所在的工作场所是一个充满信任、相互尊重和团结协作的地方。(积极的人际关系)

- 在我所处的组织中，我可以坦然承认错误并从中学习。(自我接纳)

调查问卷的答案填写必须匿名，但整个组织或工作团体可以对最终结果进行审查。作为领导者应该如何处理职业倦怠和幸福感的调查结果呢？例如，与其他部门相比，如果营销部门的员工在职业倦怠方面得分较高（不好），而在幸福感方面得分较低（也不好），那么该怎么办？

你会解雇营销总监吗？你认为该部门员工幸福感得分低是因为营销人员缺乏勇气并且适应力差吗？你认为这些分数是员工被营销部门领导者胁迫的结果吗？也许你觉得应该解雇那些营销部门的领导者。

这些都不是对调查结果的正确应对方式。一种好的处理方法是深入了解幸福感和职业倦怠得分的背后原因。调查结果是对复杂环境的量化总结：也许营销部门需要更多的资源，也许外部因素或文化问题正在影响受访者的结果，也许团队中某些具有破坏性的个体需要一些正向指引。

当收到调查结果时，领导者可能并不知道是什么触发了这些反应，但可以确定管理存在着盲点。要知道，在采取行动之前，最好是站到舞池上方的包厢，以更广阔的视角看待复杂的挑战。应对调查结果最好的方法是不要责怪别人，并试图理解那些正在经历职业倦怠的人。

最后，我们应该特别澄清一些关于职业倦怠的误区：

误区 1：职业倦怠是个体的问题。 职业倦怠是系统的结果，这个系统包括组织、个体和组织中的人际交往。这个系统能产生职业倦怠，也能产生幸福感。

误区 2：职业倦怠是绝症。 我们很多人在一生中会遇到精疲力竭的时刻。在这些时刻，我们应当寻求机会独自或与同事一起站在包厢中，重新思考并调整我们的行为和改善周围的环境，以便能够重新拥有幸福。

误区 3：个体无力摆脱职业倦怠。 每个人都有机会审视自己的内部环境（个体思考和行为的方式）和外部环境（个体所处的组织和人际交往）是如何导致职业倦怠产生的。如果我们有能动性，能够自由地做出选择，那么我们就可以尝试改善内部和外部环境。有时候，离开一个破坏性的环境是必要的。

在本书的其余章节，你将学习如何处理与同事之间的人际关系。你将学习一些技巧，从而提高一对一沟通的能力，并有助于团队做出决策。作为一名领导者，当你跨越专业领域的盲点时，就能营造一个鼓励与组织的价值观一致的行动并培养员工最佳表现的工作环境。在下一章中，你将学习如何扩大有效的领导行为，促进员工的满意度和幸福感。

本章概要

1. 职业倦怠是情感耗竭，伴随着愤世嫉俗或无能为力的感觉。

2. 职业倦怠是流程效率低下、工作量过大、工作与家庭产生冲突，以及组织内部效能失调的综合结果。

3. 我们每个人都有勇气面对挫折，能够坚持不懈。但是，当挫败感持续不断出现，而我们没有充分的恢复时间时，就有产生职业倦怠的风险。

4. 职业倦怠会伴随着抑郁、焦虑、人际关系破裂、酗酒和药物滥用，甚至自杀等问题，给个人带来毁灭性的伤害，也会造成严重的组织消耗，包括工作失误的增加、生产力的降低、人员流失率的增加和客户满意度的降低。

5. 心理健康有 6 个因素：目标感、自主性、个人成长、对环境的掌控、积极的人际关系和自我接纳。

6. 一个优秀的领导者会与组织的使命和价值观保持一致，鼓励员工表达自己的想法，为其提供学习和充分发挥潜力的机会，确保其开展工作所需的资源，营造积极的人际交往氛围，并树立成功和失败的榜样。这有助于员工的心理健康。

7. 在减少职业倦怠和提高幸福感方面，有 3 个层面的效能：个人、组织和人际关系。个人可能很难改变世界。

8. 必须把努力的时间和休息恢复的时间结合起来以促进个人成长。压力 + 休息 = 成长。

9. 个人追求成功的过大动力可能是导致职业倦怠产生的一个因素。

10. 领导者内心的恐惧、忧虑和假设会影响他们的内在状态，并可能导致所领导的员工产业职业倦怠。

11. 组织必须评估、跟踪和回应员工职业倦怠和幸福感的相关指标。改善员工的职业倦怠状况和提升幸福感是复杂的挑战。

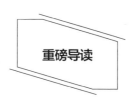

重磅导读

01

从医院到各行业，
横向领导力的智慧与启示

马兆远

南方科技大学商学院工学院双聘教授，英国物理学会会士

02

医疗领袖的蜕变：
揭秘妙佑医疗国际的管理智慧

屈 伟

汇每极致医疗董事长，汇海国际医疗创办人

从医院到各行业，横向领导力的智慧与启示

马兆远

南方科技大学商学院工学院双聘教授，英国物理学会会士

《向世界最好的医院学领导力》由美国作家理查德·温特斯撰写，它不仅是一本介绍管理领导力的理论书籍，还提供了大量实用的观点、策略和框架，帮助读者应对各个领域的领导力挑战，尤其是医疗领域的领导力提升。

特殊的复杂性，更强的普适性

我出生于一个医学世家，在清华工作的时候，也曾与医疗行业有很多深入的合作，因此对本书主题有所体会。与传统产业的企业相比，医院是一个以高知人群为主要人员组成的机构。随着技术的进步，专业知识能力扮演着越来越重要的角色，这使得医院的管理有其特殊的复杂性和挑战性。也正因为这种特殊的复杂性，能够把一家医院管理好的经验和智慧，未来可以为更多行业所借鉴。大致来说，这种复杂性来自以下三个方面。

首先，医院管理的是一个专业人士群体。很多医院的科室主

任都是某一个专业领域的领军人物，对某一领域的影响力甚至超过了医院的院长或其他管理层，这时候管理层所扮演的角色更多是医院行为的组织者而非命令的发布者。怎样调动工作者的积极性，怎样实践德鲁克管理理论中的知识型企业的管理，对医院管理者来说是非常具有挑战性的工作。

其次，医院管理者具有产业的继承性。与很多创业公司、家族企业的发展路径不一样，医院或者是公立背景，或者有着悠久的历史。这使得它的管理权和所有权往往是分离的。在我国，一直有一种用人观念，认为好的专家也会成为好的管理者。所以医院的管理者往往是某一学科的大专家。但这些专家对人、财、物的管理可能又不太熟悉，当管理者和所有者的利益不一致的时候，就容易出现一些短期的行为，对医院的声誉、性质带来影响。这样的案例已经出现了很多。要想管理好医院，除了医德建设之外，制度建设和管理能力的培养也至关重要。

最后，医院的绩效评估一直是医院管理的核心问题。一方面，治病救人是医生的天职，但医院又往往把医生的职级与教学单位相对应，要求医生有科研成果、要发文章；另一方面，医院要想办得好，就要有足够的经费支持，但医院本身又属于公益性事业单位，不能以盈利为其主要考核目标。这些都构成了医院绩效评估的复杂性。

高度协同，才有高效行动

医院是一个由不同人群组合而成的群体，有医生、护士、护工、管理支撑人员等。治病救人又往往需要高效行动，因此几乎所有的工作任务都需要让这些不同的人高度协同、快速反应；同时，医院又处于大量引进新技术、深入研究科学实践问题的场景，怎样让新技术快速、可靠、廉价地为患者服务，也是医院要面临的另一核心问题。

基于这些医院管理的特色情境，本书探讨和研究了医院背景下的领导力培养，并有大量案例作为参考。作者认为，医院领导者需要具备"向前看"的心态来不断创新，同时具备"向后看"的智慧来习得经验。前者代表对新事物的好奇心和探索精神，后者代表对历史经验和组织文化的尊重。这种平衡对于在快速变化的环境中保持组织的稳定性和持续增长来说至关重要。

本书以妙佑医疗国际的历史和发展作为实际案例，阐述了该机构如何通过跨学科合作和技术创新为患者提供高质量的服务。此外，作者对于中国的医疗管理者也有一定的接触和了解，他在中文版序里特意介绍了浙江大学医学院附属邵逸夫医院急诊科主任洪玉才医生的案例。洪玉才医生使用虚拟现实和混合现实等新技术促进城乡医疗资源共享，并展示了现代技术在医疗服务中的应用。相信读者在阅读这些案例的时候都会产生深深的共鸣和启发。

除了精彩案例，这本书也给出了很多提升领导力的行动框架和务实指南。这些建议，对于身处各行业、各阶段的管理者，都有普适的借鉴意义。通过"离开舞池，进入包厢"的比喻，本书指导领导者摆脱个人偏见，从更广阔的视角做出更明智的决策。以医疗行业为例，作者探讨了职业倦怠的产生原因及其对个人和组织的影响，并提出了具体的改进措施。为了适应知识型企业的管理，书中列出了 7 种有效的领导行为，如培训、认可、鼓励等，这些行为可以帮助领导者提高团队成员的工作满意度。同时，作者建议管理者应该扮演教师、导师、教练、监督者和赞助人这 5 种角色，并强调领导者需要根据情况灵活变换角色，以更好地支持团队成员的成长和发展。作者还以亲身经历，介绍了在医院环境下如何使用目标和关键结果（OKR）的管理方法，强调了目标设定的重要性，并通过具体案例说明如何将目标分解为可操作的关键结果，以及如何指定直接责任人以确保任务完成，并通过项目跟踪和决策过程的迭代性质，通过持续的反馈和调整，逐步优化目标和策略。

总的来说，《向世界最好的医院学领导力》不仅适用于医疗行业的领导者与工作者，也适用于其他领域的管理者。书中提供的理论工具和实用工具可以帮助领导者在复杂和快速变化的环境中保持高效的决策，提升团队成员的协作能力和职业幸福感，并实现组织的长期发展。这是一本内容丰富、实用性强、毫不枯燥的领导力书籍。作者结合理论和实际案例，为读者提供了一个全面的领导力提升计划，值得每一位希望成为更有效的领导者的读者深入阅读和实践。

医疗领袖的蜕变：揭秘妙佑医疗国际的管理智慧

屈 伟

汇每极致医疗董事长，汇海国际医疗创办人

在当今这个快速变化的时代，医院管理的复杂性日益增加，这对医院管理者提出了前所未有的挑战。医院不仅是提供医疗服务的场所，更是一个涉及人员管理、决策制定、信息传递和标本运送的复杂体系。《向世界最好的医院学领导力》一书，以其独特的视角和深刻的洞察，为我们揭开了医院管理的神秘面纱，提供了从医学专家到管理领袖的转变之道。

医院管理的复杂性

医院管理的复杂性首先体现在其多维度的功能上。医院不仅要提供基本的医疗服务，还要承担教育、科研等多重角色。这种复杂性要求管理者具备跨学科的知识和能力，以及在高压环境下做出快速而准确决策的能力。

正如我们在妙佑医疗国际所见，这家被誉为"医学麦加"的医疗机构，其成功不仅在于临床、教育和科研领域的卓越成就，更在于其卓越的医院管理和领导能力。我去妙佑医疗国际多次参访、学习、开展合作，近身观察他们独特的医疗模式，有这么几个特点：

1. 团队协作式医疗：多重专业医生协作是他们日常的工作界面，大家共同解决复杂的健康难题。

2. 协调管理式医疗：一位病人，会由一名医生主要负责，并对院内其他专科医生以及转诊医生，进行协调管理。

3. 从容不迫的检查：医生对于倾听和理解病人，从不吝啬时间。

4. 一切为了方便病人：他们会将病人的分次约诊安排在较短的周期内进行，节约病人的成本、精力和时间。

妙佑医疗国际这种医疗模式，看上去很普通，但要真的做到，且在医疗水平、服务能力、财务指标上这三个要素上持续拥有卓越领先的表现，离不开的是其明确的使命和愿景、高效的组织和出色的个体领导力。

《向世界最好的医院学领导力》这本书，揭示的正是妙佑医疗国际的领导力智慧：不管职级、科室、分工，只要你在妙佑医疗国际工作，就必须拥有在复杂、不确定甚至混沌状态下，协调各位专业人士，快速做出满足病人需求的决策。这种复杂性要求管理者不仅要有深厚的医学背景，还要有出色的管理能力和领导力。

医学专家做管理的挑战

对于医学专家来说，从专业领域跨越到管理领域是一个巨大的挑战。医学专家通常习惯于科学理性的思维模式，而成为一个优秀的领导者则需要更多的同理心、敏感度和人文关怀。这种转变不仅需要医学专家更新自己的知识体系，还需要他们在实践中不断学习和适应。妙佑医疗国际的管理体系为我们提供了一个很好的借鉴实例，即医生作为管理的核心决策者，与非医疗背景、读过 MBA 的管理人员共同协作。承担管理岗位、有医学背景的专家，会对医院科室工作或者一些项目，提出具体的目标。定了目标之后，由相应的非医学背景的管理人员，来落实具体的管理工作，完成相应指标。

在中国，这种模式可能因为种种问题，难以完全复制。但据我所知，许多医院正在尝试通过各种方式向这种模式靠拢，因为医院管理的复杂性是相通的，医学专家的管理挑战也是相似的。

如何成为更优秀的医院管理者

理查德·温特斯博士作为妙佑医疗国际医院联盟专业领导力发展总监，他撰写的这本新书《向世界最好的医院学领导力》可以算作妙佑医疗国际的领导力必修课教材。阅读这本书的感受，就如同旁听了一堂生动有趣、干货满满的内训课。他为我们提供了一座从科学理性思维转换到组织感性思维的桥梁，帮助我们成为一个卓越、高效的医院管理者。

比如书中提到的 5 种待决策问题的类型，即分清楚你面临的到底是复杂、简单、复合、混乱，还是混沌的情况，为我们界定问题提供了一个清晰的框架。通过 Cynefin 框架分析，我们可以更准确地识别问题的本质，从而更有效地解决问题。

此外，书中还重点介绍了界定问题后的一系列操作路径：如何在团队内形成思维上的共识，进而提出多个备选方案，最后大家经过讨论后明确推进的具体路径，并采取行动。这种思路对于管理者来说是非常明确的，它不仅有助于提高决策效率，还能增强团队的执行力。

领导力成长之旅，你我作伴同行

过去 10 年，通过我们的安排，近千名中国三甲医院的高层管理者和专家通过实地或线上的方式，近距离感受到了妙佑医疗国际的卓越成就。这些成就的背后，是妙佑医疗国际卓越的医院管理和领导能力。我相信，本书可以为国内医院管理者带来全面的领导力提升。

作为一名医学专业背景的管理者，我自己也深切地感受到了专业人士跨越到商业和管理领域所面临的挑战。在阅读本书的过程中，我产生了身临其境的共鸣。它不只是一本理论指导书，更是一本实践操作手册，值得每一位医院管理者细细品读。

因此，我强烈推荐本书给各位医学专业的同行，它将帮助我们跨越医学专业，成为更优秀的管理者和组织的领导者。

让我们一起翻开这本书，在漫长的领导力成长之旅中，彼此作伴同行。

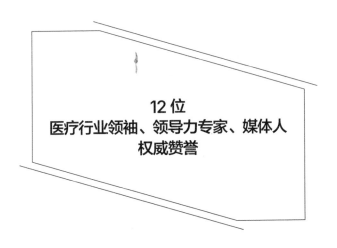

12位
医疗行业领袖、领导力专家、媒体人
权威赞誉

毛群安
中国医院协会副会长

姜 辉
北京大学第一医院党委书记

郑军华
上海交通大学医学院附属
仁济医院党委书记

屈 伟
汇每极致医疗董事长
汇海国际医疗创办人

陈煜波
清华大学经济管理学院
讲席教授

马兆远
南方科技大学商学院工学院
双聘教授，英国物理学会会士

路 琳
上海交通大学安泰
经济与管理学院教授

张晓萌
长江商学院EMBA副院长
管理学系组织行为学副教授

朱岩梅
香港中文大学（深圳）
公共政策学院副院长

张智慧
《中国医院院长》杂志执行社长

刘 润
润米咨询创始人

高 巍
健康类自媒体"医路向前巍子"

坚持健康优先发展战略，深化医药卫生体制改革，推进公立医院高质量发展是摆在我们面前的重大任务。展望未来，我们在经营管理、技术赋能、科技创新、人才团队建设等方面面临着诸多问题、困难和挑战。思路决定出路，由妙佑医疗国际的医院联盟专业领导力发展总监理查德·温特斯撰写、上海交通大学医学院附属仁济医院党委书记郑军华教授倾情翻译的《向世界最好的医院学领导力》一书，给我们提供了一个独特的视角，深入探讨医疗机构中的横向领导力与决策智慧。我先睹为快，深受启发，特推荐给广大医院管理者及医务工作者。

毛群安

中国医院协会副会长

作为一名医院管理者和医学专家，我愿意向广大医疗工作者和医院中层管理者推荐《向世界最好的医院学领导力》这本好书。本书由全球顶尖医疗机构妙佑医疗国际的医院联盟专业领导力发展总监理查德·温特斯博士撰写，深刻阐述了在复杂多变的医疗环境中，如何运用领导力提升团队效能和患者护理质量。它不仅是医疗领域领导力发展的权威指南，也是提升医院管理水平、构建现代医院管理制度的实用手册。书中的洞见和策略，对于我们理解和应对医疗行业的挑战，具有重要的启发和指导意义。

姜 辉

北京大学第一医院党委书记

在书中，作者温特斯博士通过自己在妙佑医疗国际的工作经历，生动展现了高效领导力的核心：前瞻目光与睿智目光的完美结合。这一理念，对于正在经历深刻变革的中国医疗体系而言，具有极高的借鉴价值。妙佑医疗国际以其"患者需求第一"的原则，构建了跨学科合作、个性化诊疗的典范，这不仅提升了医疗服务的质量，也为我们提供了如何在传统与创新之间找到平衡点的实例。对于中国医疗机构的领导者来说，如何在继承优良传统的同时，引入新技术、新方法，提高服务效率与质量，是亟须解决的问题。本书提供的思路、策略和框架，无疑为此提供了宝贵的参考。

郑军华

上海交通大学医学院附属仁济医院党委书记

过去 10 年，通过我们的安排，近千名中国三甲医院高层管理者和专家，实地或线上，近距离感受到"医学麦加"妙佑医疗国际在临床、教育和科研领域令人瞩目的成就。其辉煌业绩的背后，其实是来自妙佑医疗国际卓越的医院管理和领导能力，带领这样一家世界级医疗机构不断创新。相信本书可以为国内医院管理者带来全面的领导力提升。

同时，我本人也是医学专业背景，切身感受到专业人士跨越到商业和管理层面后所面临的挑战和困难。在阅读本书的过程中，有身临其境的共鸣，因此我强烈推荐本书给各位医学专业的同行。如何跨越医学专业成为更优秀的管理者和组织的领导人，本书将带领我们从科学理性思维转换到组织感性思维，成为一个卓越的高效的医院管理者。

屈 伟

汇每极致医疗董事长，汇海国际医疗创办人

本书作者——妙佑医疗国际（Mayo Clinic）医院联盟专业领导力发展总监理查德·温特斯博士，是一位卓越的临床急诊医学专家。众所周知，急诊的工作环境，随时要面临各种突发状况。在混乱的环境中做出快速精准的医疗决策，正是工作场域对于急诊医生的基本要求，温斯特博士对此进行了精妙的管理学升华。市面上研讨妙佑医疗国际的管理经验、领导智慧的论著有不少，但是由妙佑医疗国际的临床专家撰写的并不多。本书值得医院中高层管理者阅读。

张智慧

《中国医院院长》杂志执行社长

医生的领导力不仅包括专业技能和知识，还涉及沟通、协调、决策等多方面的能力，对提高医疗服务质量、提升患者满意度以及促进医疗团队的协作和效率至关重要。妙佑医疗国际开创了一种全新的医疗服务模式，真正做到了以患者为中心，汇聚多方智慧和资源共同服务于患者和社会，这对我们医疗环节中的每一个角色都具有极大的启发性。

高　巍

全国科普工作先进工作者

健康类自媒体"医路向前巍子"

在商界摸爬滚打，我们经常面对复杂多变的挑战。《向世界最好的医院学领导力》这本书让我眼前一亮。它不仅仅是一本关于医院领导力的书，更是一份跨行业的领导力指南。妙佑医疗国际的医生们在高压环境下如何做出决策，如何横向领导，这些经验对于我们这些企业领导者来说同样宝贵。这本书告诉我们，无论在哪个领域，领导力的核心都是同理心和决断力。它不仅适用于医院，也适用于任何一个需要团队协作和快速决策的情境。推荐给所有想要提升领导力的朋友们，让我们一起学习如何在不确定性中找到确定性，如何在混沌中做出明智的选择。

刘　润

润米咨询创始人

妙佑医疗国际是医疗行业的"麦加"，拥有超过6万名员工，包括4 000多名医生和科学家。这里的医生不以年资论薪，也不提倡个人英雄主义，倚老卖老更行不通，权力之间的距离极短，这使得各科室更愿意一起协作。协同工作的组织文化使沟通更顺畅，为高效的协作医疗体系打下坚实的基础。这种处处强调横向领导力、创造协同环境的理念，产生的结果是令人振奋的，虽然这些结果往往并不显示在榜单上，也不为人熟知。妙佑医疗国际这套管理机制的真正秘密，不在于以复杂对抗复杂，而在于以简单化解复杂。本书正揭示了这一秘密。

朱岩梅

香港中文大学（深圳）公共政策学院副院长

兼任清华大学苏世民书院导师

北京大学 BiMBA 导师，长江商学院客座教授

拿到这本书之前，我作为一名管理学领域的研究者和高校教师，已经在医管融合的道路上走了一段时间。这些年在医院情境下做组织管理研究的经历让我认识到，这是一个效率与人本高度结合的管理实践场。本书作者从一位跨界人才的视角，真实呈现

了专业人才转向管理者角色时遇到的典型问题，带领读者逐一解构问题背后的原因，从而提出来源于管理实践的思考与建议。书中结合了妙趣横生的场景描述和令人掩卷沉思的真知灼见，易于理解和应用。

路　琳

上海交通大学安泰经济与管理学院教授

在我近二十年领导力领域的授课和研究生涯中，接触了各行各业的企业家学员，其中不乏在不同的行业和职能上迅速切换并持续取得佳绩的管理者。妙佑国际医疗作为跨越一个半世纪的韧性组织，在高度不确定的当下，其案例不仅会从"如何领导"上给予借鉴启发，还会促进我们深度思考"为什么领导"。

张晓萌

长江商学院 EMBA 副院长，管理学系组织行为学副教授

面对当今世界日益复杂动荡、高度不确定和混乱的环境，如何高效地做出正确的决策已经成为领导者最重要的能力。《向世界最好的医院学领导力》为我们提供了一位世界级专家型领导者的决策框架和实践指南，是一本不可多得的好书！

陈煜波

清华大学经济管理学院讲席教授

互联网发展与治理研究中心主任

与传统产业的企业相比，医院是一个以高知人群为主要人员组成的机构。随着技术的进步，专业知识能力扮演着越来越重要

的角色，这使得医院的管理有其特殊的复杂性和挑战性。正因为这种特殊的复杂性，能够把一家医院管理好，它的经验未来可以为更多行业所借鉴。本书不仅适用于医疗行业的领导者与工作者，也适用于其他领域的管理者，它为读者提供了一个全面的领导力提升计划，值得每一个希望成为更有效领导者的读者深入阅读和实践。

马兆远

南方科技大学商学院工学院双聘教授

英国物理学会会士

YOU'RE
THE NOW
WHAT?
LEADER.

第 5 章

团队协作中的
7 种有效领导行为

高效的领导者会培养、认可、鼓励、尊重、管理同事，践行核心价值观，并与同事构想组织的共同未来。

一个组织的文化
是组织价值观加上
员工行为的总和。

　　特雷莎面临着一项复杂的挑战。在接下来的一年里，作为一家大型医疗保健系统的首席医疗官，她将对其所在机构的电子健康记录系统进行升级。该系统是关于医疗保健的操作系统，保存着患者的护理记录、检查结果和治疗方案，并且能让患者和医护人员即时获取这些数据。这次系统升级将改变她的医护同事记录患者的生命体征、下医嘱、记录护理过程的方式。它将改变质量管理流程、计费流程，以及患者、医生、护理、管理者和供应商之间的沟通流程。升级此系统就像在飞行途中改变飞机的整个操作系统。它有可能就发生在手术进行中，或救护车运送危重症患者至急诊室那一刻。升级后的系统上线时，一切都不能停止，必须立即正常运转。

　　好在特雷莎有一年的时间来准备这样一次颠覆性的升级。然而，她每天看到的头条新闻都在提醒她，其他机构在升级电子健康记录系统时遇到了成本超支、员工失业和患者护理延误等情况。在最近参加的一次会议上，她遇到了几位所在机构升级了电子健康记录系统的专业人士，这些曾经对升级系统持乐观态度的人现在看起来既疲惫又沮丧。他们比特雷莎上一次见到时苍老了很多。

　　特雷莎想要主导一次有效的系统升级工作。她意识到接下来一年将很艰难，但她也认为这是一个提升组织效率的机会，可以将她的团队围绕一个共同目标团结起来。

　　一天，特雷莎和她之前所在机构工作时的导师夏洛特打电话聊了聊。夏洛特最近监管了一次成功的电子健康记录系统上线，特雷莎想听听夏洛特对她所面临的挑战的看法。特雷莎回想起她们一起工作时的美妙时光，即使面临严峻挑战，大家依然团结一致。夏洛特当时是团队的主要负责人，但她擅长授权给同事，并指导他们发挥各自的才华和技能。特雷莎总能感觉到自己被认可和倾听，即使她并非处理某个问题最专业或资深之人。夏洛特的每个下属都在工作中发挥出了最佳水平，并取得了令人瞩目的成就。

　　挂断电话后，特雷莎觉得自己重新振作了起来。特雷莎想激励她的团队，就像夏洛特一直激励她那样。她希望帮助他们努力做最好的自己，共同迎接复杂严峻的挑战。同时她也期望在接下来充满挑战的几个月内，她和同事能避免产生职业倦怠。

　　本章重点讨论有效的领导行为，你将发现高效的领导者所具备的一些领导行为，可以使团队成员减少职业倦怠，提高敬业度。你将学到 7 种具体的领导行为：培养、认可、鼓励、尊重、管理同事，践行核心价值观，并与同事构想组织的共同未来。当你领导一次复杂的变革时，这些行为十分重要，而且会在任何领导场合派上用场。

提高敬业度的有效领导行为

　　美国科罗拉多大学医学院首席福利官洛特·迪尔拜（Lotte Dyrbye）研究了领导行为如何影响员工的工作满意度和职业倦怠率。在一项研究中，她和同事给妙佑医疗国际的 57 000 名员工发送了他们直属领导者的照片，并要求他们对直属领导者的领导行为进行评价。

　　每个接受调查的员工都对他们的直属领导者在以下方面的表现进行了评分：

- 与他们探讨职业发展；

- 授权他们完成任务；

- 给予他们尊严和尊重；

- 就他们的表现提供有用的反馈并给予指导；

- 对他们出色地完成工作给予认可；

- 让他们了解组织正在发生的变化；

- 鼓励他们施展自己的才华和技能；

- 鼓励他们提出改进意见；

- 总的来说，你对自己的直属领导者满意吗？

显然，评价自己的直属领导者是一项令人愉快的任务，近 40 000 名员工按照 1（非常不满意）到 5（非常满意）的打分规则，以匿名方式给直属领导者的行为打出印象分。

迪尔拜的研究发现，领导行为非常重要。领导行为的每个维度每增加一分，员工对领导者工作领域感到满意的可能性就会提高 11%，而职业倦怠的可能性则会降低 7%。这是有道理的，人们总是希望有尊严和被尊重，也希望做得好的工作被认可。这些问题也反映了我们在第 4 章探讨的关于幸福感的许多关键领域。当领导者鼓励下属施展自身才华和技能，并与他们探讨职业发展时，能够促进下属心理健康中个人成长维度的发展。领导者鼓励下属提出改进建议，并给予他们尊严和尊重时，能够促进下属心理健康中的自主性和目标感这两个维度的发展。心理健康中积极的人际关系维度则交织在每种行为之中。

当领导者关注下属的心理健康时，会减轻下属的职业倦怠感并提高他们的工作满意度。类似的研究还调查了领导行为对妙佑医疗国际 2 800 多名医生和科学家的影响，他们也评价了自己的直属领导者。即使是高学历的人员也无法免受领导行为的影响。对领导行为给出高分的医生和科学家具有更高的工作满意度，而给出低分的医生和科学家的职业倦怠率更高、工作满意度更低。

我们通过广泛查阅有关领导力的文献更加强化了这一理念，即领导者既可以是员工工作压力的缓冲者，也可以是员工工作压力的施加者。你更愿意与哪种领导者合作？是培养、认可、鼓励、尊重你的领导者，还是与之相反的领导者？

许多领导者在思考如何提高组织成员的敬业度。这样的思考是好事，但是需要转化为具体的行动。高效的领导者往往会表现出特定的、能够提高组织成员敬业度的有效领导行为。他们会培养、认可、鼓励、尊重、管理同事，践行核心价值观，并与同事构想组织的共同未来。通过这样做，他们营造了一种可以提升幸福感并提高工作绩效的环境，提高了每位同事对工作的投入和热情。

做培养同事的高手

我指导过许多领导者，他们认为同事"应该知道做什么"，而自己作为领导者不应该指导他们。这些领导者通常是努力进取、以任务为导向且自力更生的人，他们凭借顽强的毅力和独立完成任务的能力走上领导岗位，因此他们认为其他人也应该这样做。这些领导者同时也认为他们没有时间培养同事，因为有太多的工作要做。他们的下属需要跟上形势，揣测领导者的想法。如果下属做不到，他们就会把任务重新分配给其他人或者干脆自己做。

可以预见的是，当这些领导者用高压、放任自流、指责的方式对待同事，当产生窒息感和孤独感的同事意识到自己没有权力且精疲力竭时，这些领导者就会走向失败。同事想要知道领导者要求自己做什么、想更加有效率地工作，但是领导者的要求是模糊的。我也指导过那些对同事提供过多的意见和建议的领导者。他们是"直升机式领导者",对每个同事的一举一动都进行全方位的监视。在他们的过度"呵护"下,同事走的每一步、遇到的每一个障碍都能得到他们的指导。这样的领导者也会抑制同事的个人成长。但是当他们退休、升迁或者离开组织,同事会因为没有他们的指导而显得能力不足。这样的领导会导致下属没有独自驾驭复杂环境的能力。回想一下特雷莎的导师夏洛特,她就是一位培养同事的高手。以下是你可以用来培养同事的领导策略。

定期安排一对一谈话。与同事进行一对一谈话,确定他们期望在哪些领域获得职业成长。了解你的同事如何看待他们在组织中的角色演变。探讨每一位同事的目标进展情况和行为,并帮助他们思考遇到的障碍。在同事的问题需要优先考虑时,及时处理他们正在经历的困难和面临的发展机会,而不是对几个月前发生的事情进行滞后且脱离实际的复盘。

记录你与同事的互动情况。记录你和同事的互动过程,对讨论的要点做简要的笔记,并设置提醒以便知道何时再次互动。在与同事交谈时,我习惯用平板电脑和手写笔做电子笔记。每条笔记都保存在我为每位同事建立的电子文件夹中。我可以通过手机、平板电脑或者电脑查看这些笔记。在和同事互动见面之前,我会浏览一下笔记以了解情况。这些笔记不仅有助于我记住同事的里程碑事件、人际关系、成就和愿望,还能使我避免重复问类似"再告诉我一下,你在做什么"或"你有几个孩子"的问题。

组织团队学习。与同事分享文章、书籍或者教程,营造一个同事之间相互学习的环境。医生经常使用病历回顾、期刊俱乐部和情景模拟来学习如何更好地应用新的信息和技能。在病历回顾中,大家讨论一些有趣的患者护理场景,包括进展顺利的情况、出现问题的情况或者有趣的情况。在期刊俱乐部,大家阅读文章和书籍,然后讨论各自的观点。在情景模拟中,大家重现具有挑战性的情景,并通过角色扮演来应对这些情况。许多医疗机构建立了模拟中心,通过雇用演员、创建环境的 3D 模型,并使用其他技术使模拟体验尽可能真实。

学会指导。 了解教学、教导、指导、监督、赞助之间的不同，以及如何应用每一种技能。你将在第 6 章了解这些技能。

⊢ NOW WHAT？领导力行动指南 ⊣

以下哪些行为可以提高同事的敬业度？

- 安排一对一谈话。
- 在下一次一对一谈话时做笔记。
- 创建一个云存储系统的文件夹，以同事的名字命名。
- 给同事发一封简短的电子邮件，了解之前的话题进展。
- 为团队选一篇文章、一本书或一个教育项目以供讨论。

认可每个人的价值

高效的领导者会认可同事的成就及他们为组织提供的整体价值，换句话说，他们既认可一个人所做的事情，也认可这个人本身。马库斯·白金汉（Marcus Buckingham）和阿什利·古多尔（Ashley Goodall）在他们发表于《哈佛商业评论》上的文章《反馈谬误》（*The Feedback Fallacy*）中指出："当你看到团队成员做了一些对你有用、让你有点刮目相看的事情时，请停一分钟并强调这件事。为了帮助你的团队成员认识到卓越是什么样的，你可以对她说：'就是你这样！'你的这句话给她提供了一个获得洞察力的机会，你强调了她身上已经存在的一种品质，以便她能识别它、巩固它、再创造并完善它。"

领导者要认可并庆祝同事经历的以下时刻：客户给予表扬或者具有挑战性的影响被化解，工作目标达成，获得职业资格证书，演讲顺利，项目完成，践行了核心价值观，在工作及生活中（在适当和允许的情况下）取得了里程碑式成就。

领导者要超越具体的成就，认可每个人给组织带来的整体价值。一个人的价值可能不会体现在日常的衡量标准上或者重要的工作中。领导者往往容易认可那些销售业绩高、赢得奖项或为组织带来较多收入的同事，但也有一些同事以容易被衡量标准忽略的方式给组织带来了巨大的价值。领导者可以通过问自己"同事的正负值分别是多少"来认可那些被忽略和被低估的个体。

正负值是篮球比赛中使用的一项统计数据，用于衡量每个球员对比赛的影响及球队总得分与对手总得分之间的差值。有的球员得分最多或者篮板球最多，但当他们上场时，球队却会落后或者失去领先位置，最终比赛失利，那么，这些球员的正负值很低。相反，有些球员得分和篮板球较少，但当他们上场时，球队会取得领先优势或者扩大领先优势并赢得比赛，那么，这些球员的正负值很高。正负值高的球员提高了球队的整体效率。

领导者要寻找一些以通常的组织指标无法体现的方式创造价值的个体。这些"无统计数据的明星"提供了能提升组织整体效能的火花。领导者要认识到这些个体所带来的价值，然后思考如何用指标来衡量他们的价值。

你的同事期望自己出色的工作得到认可。他们希望自己被看到，并感到自己为组织的成功做出了贡献。他们希望自己的努力得到赞赏。你要对同事进行一对一表扬，并适时地将这份认可传达给组织的其他部门，以此宣传那些努力工作的杰出榜样。以下是你可以应用于认可同事的领导策略。

给同事发送一封简短的邮件，并抄送给他们的直接领导。在一条热门推文中，Facebook 前合作伙伴副总裁丹·罗斯（Dan Rose）赞扬了首席运营官谢丽尔·桑德伯格（Sheryl Sandberg）任职期间认可同事的做法。

我经常收到谢丽尔发来的主题为"你！"的邮件，这可能是一封表扬我的邮件，她同时会将邮件抄送给首席执行官马克·扎克伯格。

更多的时候，这是一封表扬我的团队中职位并不高的某人的邮件。这些邮件对收件人来说意味着整个世界。

谢丽尔认可他人行为的巧妙之处是多维度的。首先，速度快，她发现一项成就，就会立刻发送一封简短的邮件来突出成就所涉及的同事，并对其表示祝贺。其次，她会在某个同事的直接领导面前表扬他，如果是她的直接下属，她还会在自己的领导（扎克伯格）面前表扬他们。这是一种表达支持的形式。最后，她的认同也给同事的直接领导提供了一个展示其领导行为的机会。

广泛分享认可。通过简报或公告栏、会议以及社交媒体等方式宣传同事取得的成就。你可以考虑在会前留几分钟时间来表达对这位同事的认可。这是会议讨论增加正能量的好方法。

分配认可责任。许多领导者没有时间自己整理表扬公告或简报。他们寻求秘书或其他同事的帮助，以便获取那些可以记录或者传播的故事和成就。

NOW WHAT？领导力行动指南

你如何认可你的同事？

- 你会向你的团队和其他领导者强调同事最近取得的成就吗？你将如何去做？
- 创建一个名为"成就"的文档，当你听说同事的成就时就记在这里。
- 创建一份周报或者月报来认可同事，其中包括来自"成就"文档中的记录。
- 成立一个认可小组，协助你跟踪和分享同事取得的成就。

与同事共同构建组织的未来

为硅谷科技企业的首席执行官提供指导的埃德·巴蒂斯塔（Ed Batista）指出：

> 优秀的领导者会花大量的时间去构想未来，往往会比周围的人提前几周、几个月甚至几年。他们眺望远方，想象在那里生活可能是什么样子。当这种能力与影响他人接受并按照同样的愿景采取行动的能力结合在一起时，就可以成为一笔巨大的财富。

巴蒂斯塔还建议领导者要注意"橡皮筋效应"，以下是他要求领导者做的：

> 想象有一根橡皮筋把领导者和周围的人们连接起来。当领导者跟着时代步伐向前行进并构想未来时，橡皮筋就会被拉伸。这会在领导者的愿景和他人当前的实际之间产生一种有益且必要的张力。在适当的情况下，这种张力可以促使人们接受领导者绘就的未来愿景并开始采取相应行动。但是，如果领导者领跑得太远或者为了让人们跟进而用力过猛时，橡皮筋就会断裂。如果领导者对未来的展望与其他人当前的实际相割裂，就会导致领导者失去影响力。

领导者工作在最前沿，在工作环境内外部之间的边缘地带工作。他们与其他领导者一起参加会议，参与高层讨论，在一个不受自己直接控制的环境中工作。他们可以观察到发生在同事、单位、组织之间的策略、工作流程、能力和结果的变化。高效的领导者会向同事传达当天的新闻、组织决策制定的原因，以及解释不断变化的环境将如何影响他们的工作。他们向同事传递信息时，会鼓励同事，把讨论聚焦在如何在一起共同协作，以有效地改进和适应复杂环境。领导者可以运用以下策略来向同事传递信息，与同事共同构建组织的未来。

定期更新。 针对影响工作单元的操作和流程上的变化，领导者可以进行定期更新。分享所看到的、读到的、听到的和由此产生的反思，以及如何理解这些变化和挑战。你可以与同事进行面对面更新，也可以通过音频、视频、内部信息和简报进行更新。更新内容的主题包括以下内容：

- 其他工作组在做什么？
- 在重视资源方面你做得怎么样？
- 首席执行官和董事会正在考虑的关键议题是什么？
- 你所在领域的有影响力的人物在思考什么？
- 你的竞争对手在做什么？
- 技术是如何发展的？它如何影响你的战略？

有问必答。 对问题保持开放和积极的态度。在例会上、巡查中、匿名调查中以及特别的全员会议中找到大家一致关心的问题。公开地分享无意中听到的传言，并要求同事也这样做，然后以透明公开且非防御性的方式做出回应。

向前推进。 在这本书后面的章节中，你将了解一个特定的流程，可以把同事召集起来，形成一种思维共识，并针对复合情境做出决策。

| NOW WHAT？领导力行动指南 |

你会如何向同事传递信息，与他们共同构建组织的未来？

- 将"问我任何问题"或者"你听到的传言"添加到下次会议议程中，以帮助和指导引人关注或不确定的领域。
- 高级领导层或外部专家讨论过的战略挑战中，哪个是你可以在会议上、备忘录中或休闲时向同事提出来的？
- 会议结束后马上与没有参加会议的同事分享会议记录或笔记。

接纳并践行核心价值观

哈佛商学院教授、美敦力公司（Medtronic Company）的前首席执行官比尔·乔治（Bill George）在《真北：125 位全球顶尖领袖的领导力告白》（*True North: Discover Your Authentic Leadership*）一书中建议我们，领导者的效能源自切实地接纳并践行组织的价值观。真正的领导者利用激情和远见将同事们团结在共同的目标周围。他们授权同事们站出来并积极参与进来。

一个组织的文化是其价值观加上员工行为的总和。高效的领导者将展示在简报中、公告栏中、屏幕上的价值观变为实际行动。如果一个组织的核心价值观包括尊重、团队协作和创新，领导者就要在他们的行为中展现这些核心价值观。如果一个组织核心价值观包括以客户为中心、敏捷性和持续改进，这些价值观也要被体现出来。核心价值观不仅仅是思想或目标，更是行动。

文化 = 价值观 + 行为

文化由行为而非愿望驱动。核心价值观最好通过耳濡目染的方式传播，而非通过教导来灌输。当领导者践行基于核心价值观的行为时会产生感染力。他的行为为同事间的互动定下了基调。可以说，领导者的行为造就了组织文化。

高效的领导者不仅在顺境中、行动方向明确时践行核心价值观，更重要的是，他们在面临复杂与混乱的棘手挑战时也能践行核心价值观。例如，团队协作是组织中常见的核心价值观。在一个推崇团队协作的组织中，高效的领导者会倡导团队协作方式。他们会发掘团队成员的独特技能和观点。在与同事互动时，他们会展现出协作精神。即使在压力最大时，他们也会践行团队协作。

低效的领导者可能会在事情进展顺利的时候谈论团队协作，但当处境艰难时，他们就会退回到较低层次的价值观。他们只征求少数亲近同事的意见，忽略其他人的观点，对团队成员实行令人窒息的微观管理。当他们表现出与其所信奉的核心价值观相违背的行为时，就会显得虚伪、不可信赖，甚至带有欺骗性。张贴在文化墙上的价值观口号就会变得空洞而不切实际。

当领导者没有将核心价值观的陈述转化为实际行动时，危机就会产生。在《麻省理工斯隆管理评论》（*MIT Sloan Management Review*）上发表的一项研究中，研究人员发现近 700 家公司中超过 80% 的公司在其网站上公布了一套官方的企业核心价值观。其中，诚信、协作、以客户为中心、尊重这 4 条在企业核心价值观中最常出现。研究人员询问这些组织的领导者是否践行了企业核心价值观。遗憾的是，数据显示，那些被公布的核心价值观与体现企业文化的行为之间几乎没有关联。

让我们来看一家公司的核心价值观：

- 尊重：我们对待别人就像我们希望别人如何对待自己一样。

- 诚信：我们公开、诚实、真诚地与客户和潜在客户合作。

- 沟通：我们有义务进行沟通。我们需要花时间相互交谈和倾听。

- 卓越：我们致力于将每一件事做到极致。

以上这些正是安然公司的核心价值观。安然公司曾经是一家蓬勃发展的能源公司，如今却是企业腐败的一个臭名昭著的案例。在安然公司申请了当时美国历史上最大规模的破产之后，其首席执行官被判犯欺诈罪、共谋罪等 18 项罪名。尽管尊重和诚信的核心价值观写进了公司文件中，但无论是安然公司高层领导者还是他们所领导的那些顺从或与之串通一气的同事的行为，都没有体现出这些核心价值观。

重要的不是核心价值观口号，而是印证核心价值观的实际行为。那些始终坚守其核心价值观的组织一定具有优势。核心价值观就像一本行为指南，指导着人们如何与他人以及客户打交道。没有这本行为指南，组织内就会失去协调性，人们的行为就会变得混乱。

我们要明确一点，仅有价值观并不足以使一家企业取得成功。企业的成功来自技能、知识、努力工作、市场关注和许多其他因素的综合作用。但是如果企业的领导者和同事不是基于共同的价值观而一起投入工作，那么企业除了要面对市场竞争，还会陷入内耗。

NOW WHAT？领导力行动指南

你如何在行动中展示组织的核心价值观？

- 熟记组织的核心价值观，并思考自己的哪种行为反映或者体现了与核心价值观相悖的地方。
- 采访同事，收集实际行动中凸显核心价值观的故事。
- 在下一次会议上与同事讨论组织核心价值观以及相关联的行为。
- 思考针对一项挑战所提出的解决方案是如何体现组织的使命和核心价值观的。
- 思考组织的核心价值观是否需要更新。

鼓励同事参与决策

许多领导者在做决定时会过度依赖正式的组织结构。他们往往召集在组织中有正式职位头衔的人参会，考量所面临的挑战，然后做出决定。他们采用自上而下的方式做出重要决策，这种方式无法让其他同事参与到重要决策中。当然，在很多时候，这是最有效的做出决策并完成任务的方式。但如果这种方式没有经过深思熟虑并加以约束，就会带来疏远同事、打击员工士气，以及做出欠佳决策的风险。

组织的自我系统与生态系统

回想一下典型的正式组织结构图。最高层是首席执行官，然后是副总裁，再往下是总监和经理。虽然在不同的组织中，职位名称可能有所不同，但是决策权的层级是清晰的。首席执行官比副总裁有更大的决策权来聘用、解雇和制定战略，副总裁又比总监有更大的权力，依此类推。

对职位头衔和正式的领导角色的过度依赖，形成了作家、艺术家奥斯汀·克里昂（Austin Kleon）所称的组织的"自我系统"——一种专为少数有头衔的人（尤其是那些自负且存在盲点的人）量身定制的决策结构。在前面的章节中，我们了解到，基于个人专业而非基于复杂现实的共同认知所做出的决策，其成功的可能性会降低。当我们鼓励同事分享观点并参与决策时，成功的可能性就会增加。有效的决策，特别是在复杂环境中，是在一个协作和同事积极参与的组织生态系统中产生的。

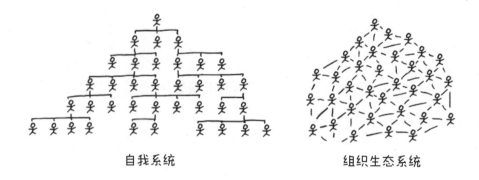

自我系统　　　　　　　　　组织生态系统

让每一位领导者在做出每个具有挑战性的决策之前去询问每位同事是不切实际的，我也不建议领导者这样做。然而，领导者需要提高警惕，以识别出潜在的基准决策。基准决策涉及复杂的挑战，能够显著影响同事的待遇。这些决策为领导者提供了一个鼓励同事参与进来以强化企业的核心价值观、提升幸福感并改善结果的机会。当基准决策是在正式领导的自我系统内做出的，没有同事的参与，就可能引发团队不和。当领导者有意地识别出调动同事参与组织生态系统的机会时，他们不仅能提高这些决策的有效性，还能增强同事在工作环境中的自主意识和胜任感，并在同事之间培养起相互支持的关系。

特雷莎获悉明尼苏达州双子城（明尼阿波利斯与圣保罗）一个大型医疗团体成功实施了一个新的电子健康记录系统。她回顾说这个医疗团体的领导者认识到正式的组织等级制度存在自我系统的局限性，并明智地指出在这样一个复杂的实施过程中，采用自上而下的决策方式可能不会产生最佳效果。这个医疗团体获得了 Keyhubs 公司的帮助，这是一家总部位于明尼阿波利斯的软件和服务公司，专门从事组织社会网络分析。这个医疗团体因此了解了非正式的网络即组织生态系统在诊所等级制度中的影响。Keyhubs 公司的研究人员向诊所职工提出了一系列保密问题以了解协作的组织生态系统。例如，他们会问：在诊所中如何有效地完成操作任务，谁是关键的知识型领导者，即那个可以求助的人？你认为谁在支持变革方面最为开明且积极？哪些人执着于旧的做事方法所带来的安逸，并且最有可能减缓或阻碍变革的前进势头？

在每一个问题中，他们要求被调查者在回答中说出 3 位同事的名字。根据这些回答，Keyhubs 公司绘制出一张图，这张图并非一个整齐的组织层级结构，而是一个不那么规整的、体现非正式的组织生态系统的网络图。

当他们审视这些结果时，注意到一些令人惊讶的情况。例如，他们发现在变革时期最受尊敬的领导者可能是一个没有正式头衔的人，而最有可能阻碍创新的人可能就是正式领导者。隐藏的非正式网络力量很强大，利用这一组织生态系统的视角来克服正式领导者专业知识中的偏见至关重要。在你所在组织的生态系统内，有一些没有头衔的领导者对组织的成功至关重要。你要识别出这些个体，给予他们资源和决策权，并帮助他们发展。

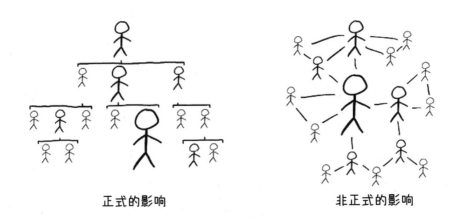

正式的影响　　　　　　　　　非正式的影响

场景智慧

全球商业网络（Global Business Network）创始人兼总经理詹姆斯·奥格尔维（James Ogilvy）在《创造更美好的未来》（*Creating Better Futures*）一书中指出："我们所有人加在一起比我们当中的任何一个人都聪明。团队中的不同成员会给团队带来不同的资源。我们有不同的认知和优势，可以弥补彼此的弱点。"当面临复杂挑战时，最有成效的领导者信奉"所有层级皆有领导者"。他们会联合同事共同努力应对最艰难的挑战。这些"领导者"将个人的智慧汇集在一起，从而产生一种被称为"场景（scenius）智慧"的群体智慧。

多次获得白金唱片销量的制作人、作曲家和艺术家布赖恩·伊诺（Brian Eno）创造了"场景智慧"一词。他认为天才是个体性的，而场景智慧则利用了整个场景的智慧和直觉，是"天才"这一概念的集体表现形式。伊诺在为酷玩乐队（Coldplay）和 U2 乐队制作专辑时，体验到了场景智慧的力量。每个乐队都有一个有着独特观点的有魅力的主唱，但是乐队成员、制作人和工程师的场景智慧造就了最出色的作品。

场景智慧的力量激发了许多拥有集体天赋的群体。20 世纪 30 年代英国的一个文学社团吉光片羽社（Inklings）的一群作家会在每周四开会，阅读并讨论他们尚未完成的作品。沃伦·刘易斯（Warren Lewis）是吉光片羽社的创始人之一，他谈到不同观点的价值时说："我们不是一个相互吹捧的团队：对出色作品的赞扬毫不吝啬，而对糟糕或者不那么好的作品的谴责，也是无情且坦率的。"J. R. R. 托尔金（J. R. R. Tolkien）和 C. S. 刘易斯（C. S Lewis）是吉光片羽社的两名成员，他们最终写出了有史以来最畅销的 5 本奇幻文学中的 3 本。

在麻省理工学院 20 号楼的胶合板办公室，也体现了另外一种场景智慧。这座摇摇欲坠的建筑里容纳着来自 20 个不同学科的研究人员，包括语言学家、数学家、工程师、物理学家、神经生理学家和计算机科学家。在围墙之内，来自多个学科的个体聚集在一起，合作研制了第一台原子钟、第一部雷达和第一台基于可编程晶体管的计算机，并创立了现代语言学流派。

《连线》杂志的创始人凯文·凯利（Kevin Kelly）描述了促进场景智慧的关键因素：

- 每个人为组织带来的价值需要得到欣赏。意见分歧受到重视，那些非正统或者有独立思想的人会受到保护，而不是被排斥。

- 思维、工具和技术能够快速地交换。当新的见解和方法被发现时，它们应该被自由地分享而不是被束缚。场景智慧中的每个个体都会关注彼此的工作，贡献自己的想法，并将他人的才智融入自己的工作中。

- 成功是由整个场景来宣告和庆祝的，存在个体的成功，但是个体的成功是由组织的群体智慧催化的。

领导者要有意识地在组织内建立生态系统并培育场景智慧，这样才能提高同事的参与度和工作场所的效率。

⊣ NOW WHAT？领导力行动指南 ⊢

如何让你的同事更好地参与决策？你的哪些举动限制了同事的敬业度？你如何识别并利用同事的个人智慧和场景智慧？你可以考虑以下建议：

- 使用本书后面讨论的 ROW 推进法，促使组织中各级同事参与到决策的制定以及与复杂的挑战相关的行动中。
- 识别并调动组织中各级"没有头衔的领导者"，让他们在委员会任职，参与关键的讨论，并协助设计关键流程。
- 在组织所有层面的项目初步发展阶段，提供启动资金或资源支持。
- 向"没有头衔的领导者"提供领导力培训，并给予其进一步发展的机会。

给予同事尊严和尊重

高效的领导者对每一位同事都给予尊严和尊重。他们关注每一位同事的心理健康，并通过这样做来提高同事的参与度。他们关注每一位同事的目标、他们对自主权的需求，以及个人和职业成长的重要性。他们欣赏观点、文化、性别、种族、背景和经验的多样性。他们将培养一支多元化的团队视为在复杂环境中进行有效决策的重要组成部分。

在本书中我更喜欢把个体称为同事，而不是下属、员工或者下级。我认为最有成效的领导者尊重每一个与之共事的人，并把他们看作同事。同事可能年龄各异，有或多或少的经验和地位。在正式的组织结构中，他们可能是你的下属，也可能是与你同级别，或者有更高级别。高效的领导者把他们都视为同事，认为每个人都应该得到同等程度的尊重。

┤ NOW WHAT？领导力行动指南 ├

你应该如何提高组织的多样性和决策效率？你如何培养员工团队和领导团队才能应对你所服务领域的复杂性？

管理包括介入以满足每个同事的需求，也包括退一步以满足组织的需求。当你介入时，要关注每一个人的利益和成效。你要确保每个同事拥有开展工作所需要的资源，你要维护好环境来营造积极的人际关系氛围，你要倡导个体的目标与组织的使命和核心价值观保持一致，你要促进个体的自主性和个人成长，同时你要打造一个包容错误并从错误中学习的环境。当你退一步时，要专注于整个组织的利益和效能。你要管理资源、监测绩效和期望值，确保业务框架与法律和监管保持一致，促进有效的决策，并对组织战略的成功实施负责。

如果你选择以牺牲组织利益为代价来优化个人利益，你就有可能破坏组织战略，同时降低同事的工作效率。如果你选择以牺牲个人利益为代价来优化组织利益，你就有可能引发职业倦怠及其所有负面结果。管理工作并不容易，在复杂时期，你和你的同事会面临艰难的处境。必要的时候，你可能需要做出会对某些个体产生负面影响的艰难抉择，以提高组织效能，但你这样做时要知晓个人利益和组织利益之间的关系。

有效的管理包括持续审视自己的行为。你可以让同事评估你的领导行为。

你可以直接问他们你做得怎么样，但是这种方式可能会导致空洞的反馈，遗漏至关重要的细节。

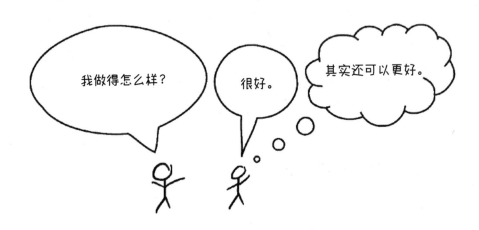

还有一种了解同事如何看待你的领导行为的方法，就是使用组织参与和文化调查，或者一份简短的问卷调查，例如本章开头讨论的领导行为调查。你可以在进行年度评估时给同事发一份简短的领导行为调查问卷。调查结果将提供关于你的领导行为如何被看待的详细信息，这些信息你可以据此努力改进表现欠佳的行为。让我们回到特雷莎的例子。

在理解了同事敬业度的驱动因素后，特雷莎专注于提高敬业度的特定领导行为。当特雷莎的跨职能团队致力于实施新的电子健康记录系统时，她不时地向同事发送简短的领导行为调查问卷。这帮助她识别自己可以专注改进以提升工作效率的具体行为。她保留了一份清单来记录每位同事的工作，并确保专注于敬业度的驱动因素。

其中一项领导行为调查让特雷莎发现了一件意想不到的事情。她的同事感觉他们在电子健康记录系统团队的努力没有得到认可。在电子健康记录系统项目中，特雷莎的许多同事并不直接向她汇报，而是向组织内的其他领导者汇报。然而这些领导者并不知道电子健康记录系统团队中的同事在做什么。作为回应，特雷莎开始发送简短的电子邮件来强调每位同事的成绩，并抄送给其直接上级。例如，她团队中有一位外科护理负责人，特雷莎发给那位护士的电子邮件也同时抄送给首席护士长，认可他们共同的同事所做出的突出贡献。

虽然这一系统的启动计划相当具有挑战性，因为团队需要绕过一些意想不到的障碍。但实施过程很成功，团队在整个过程中也始终保持着高效和敬业。

在第 6 章中，你会了解一些具体的技巧，可以用来提高你与同事一对一谈话的效率。第 6 章将介绍 5 顶角色帽，你将学习在和同事一对一谈话时，如何以及何时戴上老师、导师、教练、监督者和赞助者这些不同的帽子。

 本章概要

1. 高效的领导行为直接影响领导者的直接下属的职业倦怠程度和敬业度。高效的领导者会培养、认可、鼓励、尊重、管理同事，践行核心价值观，并与同事构想组织的共同未来。

2. 高效的领导者会定期与同事进行一对一的对话，跟踪并记录讨论的信息，通过电子邮件和简要的谈话直接联系，根据每个同事的需要调整频率，并促进团队学习。

3. 高效的领导者认可同事的成就以及他们为组织提供的整体价值。换句话说，他们既认可一个人所做的事情，也认可这个人本身。他们使用一种计算贡献度的方法来确定同事所带来的价值，而这些价值可能在组织衡量指标中得不到体现。他们随时向每一位同事的直接领导者汇报重大意义的成就，与其他同事广泛分享认可，并创造获得认可的机会。

4. 当面临复杂挑战时，高效的领导者会意识到天才个人在正式组织结构中的局限性。这些领导者把"所有层级皆有领导者"框架归功于他们在同事参与的非正式协作生态系统中挖掘出了群体智慧（场景智慧）。

5. 高效的领导者给予每一位同事尊严和尊重。他们关注每一位同事的心理健康，并通过这样做来提高同事的参与度。他们关注每一位同事的目标、对自主权的需求以及个人和职业成长的重要性。他们欣赏观点、文化、性别、种族、背景和经验的多样性。他们将培养一支多元化的团队视为复杂环境中进行有效决策的重要组成部分。

6. 管理是一种平衡行为，既涉及为每位同事的需求服务，也涉及为组织的需求服务。当你介入时，你关注的是每一个人的利益和成效。当你退一步时，你关注的是组织的利益和效能。任何一方都有损害另一方的风险。

7. 领导者在工作环境内外部之间的边缘地带工作。高效的领导者通过使用多种机制和媒体定期向同事传递信息，以及通过"有问必答"会议，直接让同事参与复杂决策，与同事共同构建组织的未来。

8. 一个组织的文化是其价值观加上员工行为的总和。核心价值观最好是通过耳濡目染的方式来传播，而非通过教导来灌输。当领导者践行基于核心价值观的行为时，会产生感染力。他们的行为为同事间的互动方式定下了基调。他们的行为造就了组织文化。

YOU'RE
THE NOW
WHAT?
LEADER.

第 6 章

5 顶角色帽，
实现高效领导

　　高效的领导者需要扮演老师、导师、教
练、监督者和赞助者等角色。每个角色代表着
领导者在与同事谈话时采取的不同策略。

高效的领导者
会戴上多顶不同的角色帽。

　　朱尔斯是一家迅速发展的软件公司的首席执行官，他与两个亲密的朋友共同创立了这家公司。他们成功地完成了 A 轮融资，正专注于快速增加客户群并扩大公司规模以满足业务需求。

　　因此，他们正在大规模招聘员工，这改变了他们的运营方式。此前，他们在共用的阁楼上亲自指导组织的工作流程。现在，他们依赖的是一个遍布全球的远程团队。

　　朱尔斯开始感到现在的自己既脱离实际又不堪重负。一天早上，他参加了两场视频会议，在这两场会议中，他开始对自己的领导力产生怀疑。第一场会议是与一个同事商讨关于一个项目的建议，而此前该项目是由朱尔斯来领导的。第二场会议是与一个对工作感到精疲力竭的同事交流。在两种情况下，朱尔斯都直接告诉了他们需要做什么以及具体如何推进工作，但是，他的建议似乎并没有起到很大的作用。

　　朱尔斯想知道如何成为一个更高效的首席执行官。他意识到自己需要培养不同的技能。在制定组织目标和战略方面，他感到得心应手，但在处理同事的个人需求和焦虑时，他感到不知所措。他认为经验丰富的领导者会更有效地应对类似的挑战。

在之前的章节中，我们讨论过专业知识在有些情况下非常有用，但在有些情况下却有局限性。朱尔斯正在亲身经历这一点。他很少感到困惑，在大多数情况下能够立即知道该怎么做。不过，他锤炼出来的专业知识和完成任务的习惯削弱了他激励和领导别人的能力。为了更有效地领导，朱尔斯需要较少地采取"我认为"的方法，而是较多地采取"你认为"的方法。他需要学会在适当的时候放下自己的专业知识，采用更加微妙的对话策略。

在本章，你将了解到高效领导者的 5 顶角色帽。你将认识到如何在与同事的一对一交谈中"戴上"每顶帽子并及时更换。当你采用这 5 顶角色帽的方法时，你就超越了自己的专业知识范畴，并增强了聆听、理解和培养同事的能力。你将帮助同事找到他们自己的答案。通过这样做，你将增强组织的群体智慧。

高效领导者的 5 顶角色帽

高效的领导者需要扮演老师、导师、教练、监督者和赞助者等角色。每个角色代表着领导者在与同事进行一对一谈话时可能采用的不同策略或方法。无论领导者扮演的是哪个角色，目的都是帮助同事培养技能、行为和思维方式，以在这个复杂的世界中获得成功。

引用现代管理学之父彼得·德鲁克的话来说，领导力能够扩展个人的眼界，提高个人的绩效水平，并塑造出超越局限的人格。与同事进行一对一的发展性对话将有助于你实现这些领导抱负。

5 顶角色帽方法的一个巧妙之处在于减轻了领导者的压力。不需要知道该做什么，不需要回应，不需要在每个时刻肩负重担。很多时候，你最大的价值在于帮助同事用他们自己的方式思考如何解决问题。随着你的领导方式从知晓和决策型转向辅导和促进型，你的效能就会提高。

我指导过的医学科学家劳伦说，她缺乏成为领导者所需的能力。"我是一个内向的人。我不喜欢处于聚光灯下。我只想推动科学进步。我没有命令他人的能力。"她是一位备受国际尊重的肿瘤学家，拥有一个由两项重要研究基金支持的实验室。她的日程表上挤满了向她寻求指导的同事，而且她还被部门主任提名为组织中的新兴领导者之一。作为培养领导力的一部分内容，她每个月都会与我这个教练见面。"我真的没有能力在更高的层级上领导别人。虽然我可以管理一个研究实验室，但这并不意味着我可以管理更大规模的人员。我不是那种可以走进一个房间为别人做决策的人，也无法在出席会议时轻松地发表一些观点。"劳伦说。

在接下来几个月的指导过程中，我们讨论了她如何处理实验室博士后之间的紧张关系，以及她与组织高层领导者开会的方式，并确定了一些她可以委派给他人的任务。在我们共同应对她面临的日常挑战的过程中，我将教练和教学的概念融入领导力中。我们对一些困难的谈话场景进行了角色扮演，在其中她会戴上不同的帽子。

劳伦开始意识到，虽然她可能不知道所有的答案，但她寻找答案和理解的动力——这些特质曾经推动她成为一名优秀的医学科学家，实际上也正是高效领导者的特质。在大多数情况下，她不需要知道答案，她只需要知道如何找到答案。她天生就是一位老师、教练和赞助者。随着她接受了监管重要组织建立的角色，她作为领导者的效能很快就得到了体现。

接下来，我们将分别概述 5 顶角色帽，并概述领导者在一对一谈话中如何扮演每个角色。你将了解每种角色的优缺点。最后，你将发现如何在对话中切换角色以优化领导效能。

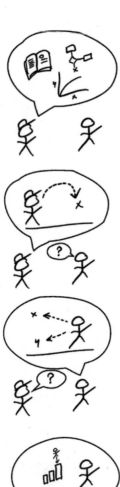

老师

通过教授新知识和新技能来帮助同事

导师

以你的见识和经验帮助同事审视世界

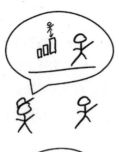

教练

通过指导的方式帮助同事从他们自己的
视角去探究和思考世界

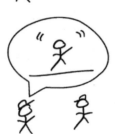

监督者

监督并促进同事在日常和长期工作中产
生效能

赞助者

利用自己的影响力和人脉关系为同事提
供机会

老师

当你作为老师在教授别人知识时，你传递新的信息和技能，揭示他们以前不知道的知识，也为同事开辟了解读其经历的新途径。但在你开始教学之前，最好通过问一些简单的问题来了解同事已经知道了哪些内容："你对我们的营销方法的理解是什么？""你了解构建计划时间表的方式吗？""你对这项技能的熟练程度如何？"

然后，如果你感觉有机会教授同事，你可以问同事以下问题："如果我告诉你我对 ×× 的了解，会对你有帮助吗？""你想让我向你推荐相关的步骤吗？"

如果你在自以为是的情况下跳过这些问题并直接开始教学，而不先了解同事的知识水平并评估他们对你的教学是否有兴趣，那么你就有可能浪费时间。你可能会讲得太深奥使同事难以理解，甚至更糟的是，如果你告诉他们的是他们已经知道的事情，会让他们感觉不受尊重。你有可能被认为是傲慢或者喜欢表现自己的人。

当你采用一系列引导性问题作为开场白时，不仅揭示了教学的机会，而且增加了教学的针对性和有效性。同事的回答提供了信息，使你能够专注于他们感到困惑的具体方面。你可以详细说明需要进一步解释的技能的具体部分。此外，当你了解了同事的知识盲点后，你也了解了类似职位的同事可能存在的相似的知识盲点。也许你需要考虑如何全面地告知同事并使他们参与进来。

知识和技能的建立固然很好，但教学也有局限性。比如，你的同事可能具备知识和技能，但不知道如何将它们运用到实际问题中去，他们可能会对这些知识和技能的运用感到恐惧，或者不明白如何在一个不断变化的环境中应用自己的知识和技能。当他们遇到分歧或者另一种方法时，可能不知道该怎么做。在这样的情况下，你就有机会从老师的角色转变为其他角色，比如教练或导师，帮助同事向前迈进。

> ┤ NOW WHAT？领导力行动指南 ├
>
> 想象一下，如果你没有提前了解同事对某个主题的认识水
> 平，就开始向其讲授知识，同时过分展现了自己的专业知识。
> 那么会怎么样呢？你又应该如何更好地开展这次谈话呢？

导师

当担任导师时，你可以通过自己的经验帮助同事去审视世界。当你的同事
讲述他们的经历时，你会本能地知道可能会发生什么，你会怎么做，以及他们
可能如何向前迈进。导师与老师类似，你将信息传递给同事，但你所传授的知
识和智慧源于你自己的经验。你已经"走过了那条路"，你的背景和专业知识
会为同事揭示出可供他们考虑的其他选择和策略。

以下陈述提示你正在担任导师的角色："根据我的经验，你可以考虑……"
"如果我是你，我会……""在我看来，你有两个选择……"。

在导师的角色中，你不仅要传达基于经验的观点，还要传达你如何看待其
他同事处理类似情况的方式："我有一个同事，在类似情况下，他们做了……"
"根据我的经验，我处理这种情况的方式是……，但我有一个同事以这种方式
来处理的……"。

与老师类似，先询问同事自己提供的指导是否会对他产生帮助是一个好
习惯："如果我分享自己的观点，对你是否有帮助？""如果我分享在类似情

况下的工作方式，对你是否有帮助？""如果我分享自己的经验，对你是否有帮助？"。

虽然你的经验和观点可能对同事有所帮助，但导师角色帽也有局限性。

首先，同事可能不想听取你的观点。虽然你的观点无可挑剔，每个人都会从你的观点中受益，但一些同事可能并不认同。他们可能想要形成自己的观点。

其次，你的观点可能存在盲点。你可能不经意忽略了关键因素或观点。你的观点可能与其他人的观点大相径庭。如果你的教导具有重大影响力，你可能会将你的盲点和错误观点传递下去。

最后，也许同事只想让你给他们答案，也就是说你的同事可能希望将决策权交给你。虽然基于你的经验教导同事可能会让你感觉良好，但你这样做有可能抑制他们培养自己解决问题的能力。你的解决方案可能会帮助同事解决他们当下的问题，但在考虑到他们自己的未来目标和潜力时，可能并不是对他们最有利的方式。虽然你的同事可能在寻求你的答案，但他们的个人和职业成长取决于他们培养自己解决冲突观点的能力。他们需要学会自己去理解世界。

导师这顶角色帽戴着很舒适，因为它是由我们自己的经验和专业知识编织而成的。但现在请将它摘下来，换上其他角色帽，帮助同事重新回到他们自己的视角并挑战其他人的观点。

| NOW WHAT？领导力行动指南 |

假设有一个同事经常向你寻求答案，你如何帮助他培养自己找到答案的能力？

教练

当你进行教练指导时，你要帮助同事基于他们的经验、观点和信念，通过自己的眼睛来理解世界。在担任教练角色时，你需要放下自己的专业知识，将同事视为他们自身经验的专家。

你需要提出开放式问题，以促使同事进行反思和重构："接下来你想做什么？""你将如何应对这一挑战？""考虑到这一点，你有什么想法？""你对使用这种方法有什么担忧？""你还能做些什么？"。

当你进行教练指导时，你需要认真听取同事对问题的回答，留意他们的反应并记录他们的各种答案。同事的答案不仅为你提供了信息，也能提示你如何与他们进行沟通。就像为计算机添加内存能让它更有效地工作一样，作为教练，你的目标是为同事的认知过程增加内存。因此，你需要帮助同事培养更强大的认知能力，帮助他们处理复杂的挑战并采取行动。

GROW 模型是前赛车手约翰·惠特默（John Whitmore）爵士在他的书《高绩效教练》（*Coaching for Performance*）中描述的一种简单却强大的教练框架。GROW 是一个助记符，用于识别一系列主题问题的顺序——目标、现状、选择、意愿，这些问题可以在与同事进行对话时使用。

- 目标（Goal）：你想要什么？

- 现状（Reality）：情况如何？

- 选择（Options）：有哪些可能的选择？

- 意愿（Will）：你将采取什么行动？

以下是教练使用 GROW 模型在对话不同阶段中向同事提问的示例。

- **目标。**帮助同事展望未来并让他们表达自己的期望结果。"你在想什么？""你想谈什么？""你想实现什么？"

- **现状。**帮助同事考虑他们的现实情况。"当下的情况如何？""你的想法是什么？""这对你来说很重要吗？""你认为会发生什么？""还有谁会受到影响？""如果你什么都不做会发生什么？""你在这种情况下有多少控制权？""你认为可能会错过什么？"

- **选择。**帮助同事进行头脑风暴，思考多种实现目标的方式。"你想做什么？""如果你不这样做，你还可以做什么？""如果发生了 ×× 会怎样？"

- **意愿。**帮助同事选择实现目标的具体行动。"你将如何前进？""你具体会做什么？""你什么时候会这样做？""什么可能会妨碍你？""你需要哪些人的协助？""你如何知道自己已经成功了？"

让我们回顾一下前文软件公司的首席执行官朱尔斯与一位同事进行的一次对话，后者想知道如何在项目上更好地推进。然而，当朱尔斯提出建议时，这位同事并没有采纳他的建议。当朱尔斯了解了 GROW 模型后，第二天正好与另一位同事会面，要讨论一个具有类似挑战性的棘手问题。这次，他决定采用不同的方法，戴上了教练的角色帽。

目标

朱尔斯 ｜ 嗨，沃茨！你在想什么？

沃 茨 ｜ 我在想如何提高我们团队的工作效率。

现状

朱尔斯 ｜ 目前情况如何？

沃 茨	我们团队成员之间的工作效率差异很大。有些团队成员工作效率非常高，有些成员则不太行。我正在考虑公开所有人的工作效率数据。
朱尔斯	你是怎么想的？
沃 茨	我认为我们需要公开工作效率数据。当我们隐藏数据时，人们会自己编造故事，然后我就要设法管理这些不同的说法和期望。
朱尔斯	如果你公开数据，你认为会发生什么？
沃 茨	我认为很多人会喜欢这样。但我也担心一些同事会感到隐私被暴露，就像我背叛了他们的信任一样。这会增加我们在推出新产品时的压力，也可能会使团队分裂。
朱尔斯	如果你什么都不做呢？
沃 茨	我们需要提高工作效率，否则将无法在截止日期前完成任务。我必须做点什么。

选择

朱尔斯	那你想怎么做？
沃 茨	我只想公开发布数据，然后我可以去管理那些感到隐私被暴露的人，和他们再沟通。
朱尔斯	这听起来是个好主意。但让我们想象一下，如果不这样做，你还可以做什么？
沃 茨	我想我可以公开工作效率数据，但只显示查看人自己的名字。他们可以看到自己与其他人相比的情况，但其他人的名字将是保密的。

意愿

| 朱尔斯 | 这是个有趣的想法。你将如何开展？ |
| 沃 茨 | 我想以一种方式公开数据，也就是让每个人看到自己的表现情况，但隐藏其他人的身份。这将给每个人机会去提高 |

工作效率，而不会感到其他人在评判他们。然后，在几周后，
我将公开所有工作效率数据。

朱尔斯 | 很好。如果有什么我可以帮助你的，请务必告诉我。

沃　茨 | 谢谢你，朱尔斯！

正如你所看到的，教练指导的方法与导师指导的方法非常不同。当你成为
教练时，你要利用同事所知道的知识，并帮助他们拓展自己的观点。在这个过
程中你要将自己的意见保留在心中。

> ## NOW WHAT？领导力行动指南
>
> 想象一下，你在接下来的几周中安排了与同事的对话。也许
> 他们正在为一个决定而苦苦挣扎。
> 你如何运用教练的 GROW 模型？你可以提出哪些问题来帮
> 助同事澄清他们的目标、现状、选择和意愿？

"点击"关键短语。当你在移动设备上点击新闻故事中的链接时，会显示
更多相关的信息和背景资料。这些信息会丰富故事的情节。同样，在指导同事
的过程中，当你仔细倾听时，可能会听到一些值得探究和"点击"的短语。这
些短语如果加以探究的话，会帮助你将进一步洞察同事的思想、情感和行为。

我们每个人都有自己用来加快思维和对话流程的特定短语。这些短语起着
速记的作用，是我们更深层次的思想和观点的简略代码。有趣但令人困惑的是，
同样的短语可能对不同的人有完全不同的含义。想想你的同事和自己对"公
平""成功"或"管理"等常见短语的理解。相同的短语可能蕴含着截然不同且
相互矛盾的信息、观点和情绪。因此，作为一名领导者，"点击"、探究这些关
键短语，了解其含义并促进对所讨论内容更加细致入微的理解，是很有意义的。

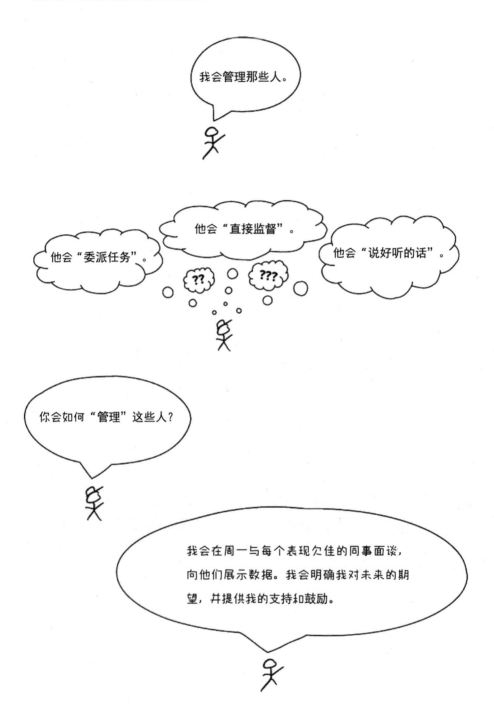

例如，回想一下朱尔斯的同事沃茨说过"我会管理那些人"。你会好奇他的具体意思。沃茨说的"管理"是什么意思呢？他会私下与每个人讨论改进机会吗？他会任命其他人负责这个目标吗？他会解雇谁吗？朱尔斯可以通过问"你会如何管理这些人？"即点击"管理"这个关键词以询问沃茨的意思。

有时，我们使用的短语会隐藏我们的盲点、恐惧和错误假设。我们的语言会掩盖一概而论的表述、扭曲的想法和被我们忽视的关键因素。当你对表达方式进行探究时，可以揭示其中隐含的意义、情感和观点，并为同事提供挑战那些限制性假设并考虑更多选择的机会。

阅读以下每个陈述，考虑如果要指导说出这句话的一位同事，你可能会点击哪个关键短语？

- 这行不通。

- 每个人都知道它是真的。

- 销售团队很难合作。

 "这行不通。"

✓ **可点击"这"**

▶ 教练想法："这"代表什么？这个步骤？这种项目？这种方法？这种关系？关键信息已被删除，被"这"替代。

▶ 教练问题："请和我多讲讲。具体来说，是什么行不通？"

 "每个人都知道它是真的。"

✓ **可点击"每个人"**

▸ 教练想法：当一个人使用"每个人"和"没有人"这样的短语时，我想探究一下这些短语背后的含义。这似乎是一个可能被扭曲的观点，就像身处一间扭曲的哈哈镜屋，我们会看到自身观点的多重反射。例如，通过进一步的对话，我们可能发现，并非所有同事都认为它是真的。澄清"每个人"指的具体个人，你可以更准确地了解情况的严重程度。

▸ 教练问题："当你说'每个人'时，具体指的是谁？"

✓ **可点击"它"**

▸ 教练想法：这似乎又是一个删除关键信息的例子。这里的"它"是什么意思？

▸ 教练问题："你曾提到每个人都知道它是真的。请帮我理解，每个人都知道什么是真的？"

 "销售团队很难合作。"

✓ **可点击"销售团队"**

▸ 教练想法：这是一种一概而论的表述，意味着把销售团队中的所有人都当作一个人来对待。我猜想有些人是很难合作，但有些人会让工作变得轻松。

▸ 教练问题："请帮我分析一下，销售团队中具体哪些人很难合作？"

✓ **可点击"很难合作"**

▸ 教练想法：我想了解更多有关很难合作的细节。因为他们不同意你的方法而难以合作？因为他们没有取得成果而难以合作？因为他们是一支从外太空派来摧毁我们公司的性格外向的机器人团队而难以合作？

▸ 教练问题："销售团队具体在哪方面很难合作？"

| NOW WHAT？领导力行动指南 |

你在工作环境中常听到什么短语？想一想这些短语如何隐藏、扭曲和概括了某些重要信息。在一对一谈话中，你如何点击其中一些短语来增进理解和感悟？

请注意，教练角色帽也有局限性。教练指导是一项需要学习的技能。你学习和刻意练习各种教练方法的次数越多，你就会变得越出色。仅读了一点关于教练指导的内容就加以实践的人、参加了几天课程的人和在研究生阶段学习教练指导的人在技能上有很大的差异。教练指导是一门有许多方面和层次的学问，你要对此有所准备。当你初次戴教练这顶角色帽时，可能会感到有些别扭，但你要坚持下去。

虽然教练指导可以帮助同事扩展视野，但同事可能存在知识缺口，看不到更多可能性，或不了解他们行为的后果。在这种情况下，你的开放式问题可能会导致无果的答案。你们的讨论可能没有多少进展。此时你要摘下教练帽，戴上其他的帽子。

例如，当你发觉同事存在知识缺口，就可以摘下教练帽，戴上老师帽；当你认为富有经验的观点可能会对同事有所帮助，就可以戴上导师帽；而在谈话后期，你可以继续戴上教练帽，帮助同事思考新信息。

教练对话并不是为了让同事感到措手不及。你需要以积极的态度、真诚的关心和善意接近同事。如果你感觉到同事产生不安、尴尬或防御情绪，你可能需要退后一步，重申你的尊重，也可以站在同事的角度去思考，并提供更进一步的支持。也许这也是一个更换帽子的好机会。

监督者

高效的领导者也是监督者。当你戴上监督者的帽子时，你可以：

- 设定、培养和维护企业的使命、价值观和战略。

- 监督任务、项目和角色的实施和完成情况。

- 委派任务并设定截止日期。

- 管理完成战略目标所需的资源。

- 确定并支持衡量高绩效的标准。

- 维持高效且反应迅速的管理结构。

- 招聘和雇用合格的同事。

- 认可和奖励表现出色的人。

- 改进或淘汰表现不佳的人。

- 解决冲突。

当你担任监督者时，你要监督同事、团队以及组织的日常和长期工作的效能。你要识别并引导同事清除障碍。你要确保战略目标得以实现。你要倡导企业的使命和价值观。你要对团队成员进行配置以使他们发挥出最佳工作状态。

然而，你可能会过度扮演监督者的角色。而当你这样做时，可能会变得过度指令化。你会通过命令来领导同事。你更喜欢"上级对下级"的对话方式，而不是"同事之间"的对话方式。也就是你采用了我称之为"GRR!"的领导方法。GRR! 描述的正是过度对同事施加监督的行为。

- 目标（Goal）：告诉同事目标是什么。

- 现状（Reality）：告诉他们你是如何理解当前情况的。

- 赶紧去做！（Run along!）：告诉他们该做什么。

领导者有时候需要采用 GRR! 方法。例如，在第 2 章中，我们讨论了混乱的状况。在混乱中，领导者没有时间扮演多重角色，他们需要立即做出决策并采取行动。但在非混乱状况，GRR! 方法会扼杀对话。它阻碍了思维共识的发展。它无法提升视野、提高绩效和塑造同事的个性，它削弱了领导力。彼得·德鲁克是不会赞成这种做法的。

在一对一谈话中，要谨慎且有目的地佩戴监督帽。参考以下两个与监督有关的谈话示例，思考如何切换监督者的角色提升谈话效果并避免 GRR! 时刻。

示例 1：一位同事表现出色

你 | 我想告诉你，你的表现非常出色。你是我们的销售冠军。
我们的客户对你的知识水平和所提供的支持赞不绝口。

同事 1 | 谢谢！

你完全可以就此结束这次非常愉快的互动，但你也可以戴上另一顶帽子。例如，你可以提出一系列关于教练指导的问题："哪些行为是帮助你取得如此高水平表现的关键点？""我们可以改变哪些方面，使你的工作更轻松？""你认为我们怎样做才能进一步提高整体效能？"在这种情况下，教练指导类问题提升了你的积极反馈的效果。它为你和同事提供了学习和改进的机会。

示例 2：一位同事表现不佳

你 | 我想让你意识到，你的销售业绩未达预期。你目前在销售团

队中位于倒数 25% 之列。此外，你的客户销售额与同事相
比有所下降。

一种效果较差的方法是继续使用 GRR! 模式。

| 你 | 我需要你提高每位客户的销售额，并增加你的潜在客户。到下个季度，我们需要看到你的销售业绩有显著的提升。 |
| 同事 2 | 好的。我同意。谢谢。 |

一种更有效的方法是改变领导角色。

老 师	你目前面临哪些挑战？
	哪种方法看起来最有效？
	你对衡量业绩的指标有什么看法？
	你认为如何提高每位客户的采购额？
	你可以向谁寻求更多有益反馈？
导 师	基于我所看到的情况，我建议你……
	在类似情况下，我见过其他人采取的行动是……
教 练	如果我教你如何更有效地使用我们的客户关系管理软件，会对你有帮助吗？
	你想让我教给你更有效的话术吗？这可能有助于提高你的每位客户的采购额。

每种领导角色都能提升你的领导力。在谈话中，你可以多次更换不同的角
色帽，以提升你在监督管理类谈话中的影响力。

赞助者

赞助者是领导者的最后一顶角色帽。当你赞助一个同事时，你会利用自己的影响力和人脉来推广他，向其他同事展示他的技能和能力，借助自己的社交和职业资本积累的声誉为同事的职业发展和成长助力。

你的同事可能需要：在与另一个同事建立重要关系方面获得帮助；一个能充分发挥他们的优势的新职位；利用资源来实现他们的目标；在一个有影响力的委员会中获得席位。这些都是你能够站出来赞助同事的机会。

仅仅作为老师、导师、教练和监督者是不够的，高效的领导者还会安排专门的时间和精力来支持和成就你的同事。

> **NOW WHAT？领导力行动指南**
>
> 列出在接下来的一个月里你将重点赞助的三个人。你将如何赞助他们？你会联系谁？你的赞助会为他们创造什么机会？你具体在什么时候做这件事？

根据情境选择不同角色帽

在一对一谈话中，高效的领导者会戴上多顶不同的角色帽，根据同事当下的发展需求来调整领导策略和方法。

朱尔斯又有了一次与正经历职业倦怠的同事谈话的机会，他意识到在之前的谈话中，他过于关注指导和监督，过分强调自己的专业知识，结果导致同事不愿意听他说话。这次，朱尔斯戴上了多顶角色帽，并且真切地感到自己的行为帮到了同事。

朱尔斯一开始戴上教练的角色帽展开谈话，询问同事关于职业倦怠的问题。他询问同事是否曾经经历过职业倦怠，以前他们做过什么，以及如何看待其他人成功克服职业倦怠的经历。有时候，朱尔斯会点击关键短语以进一步了解同事的经历。他仔细听取答案，并重复关键点来帮助构建对话框架。然后，朱尔斯看到了教学的机会，同事也希望他这样做。朱尔斯向同事传授有关行业内职业倦怠趋势的知识，并分享了一个健康小组提供的信息，这些信息为同事回归良好状态给出了具体建议。

接下来，朱尔斯又重新戴上教练的角色帽，听取同事对新信息的想法以及这些信息是否有帮助。

接着，朱尔斯发现有机会可以分享他自己的职业倦怠经历。他戴上导师的角色帽，分享了自己的经历，并讲述了一个有类似经历的朋友的故事。然后，他又提出了几个教练式的问题，以了解同事想要如何向前推进。同事提到了几个可能导致职业倦怠的因素。首先，他感到在创业公司中孤立无援。他缺少与自己感兴趣的领域的同事密切合作的机会。其次，他认为自己参加了太多低优先级会议，这些会议延长了他的工作时间，使他无法完成必要的任务。朱尔斯此时戴上了监督者的角色帽。他通过取消许多低优先级会议和重新安排一些任务来为这位同事腾出时间。这些改变为这位同事的日程安排提供了非常必要的专注时间。

在谈话早期戴着教练的角色帽时，朱尔斯了解到一个有影响力的行业团体正在组建一个联盟，以在他们的技术专业领域制定标准。当时朱尔斯没有提到它，但联盟的领导者是他的老同事。当朱尔斯戴上赞助者的角色帽后，他立马给那位领导者打了个电话，推荐他的同事加入联盟。这个联盟将为他的同事提供与专业领域的专业人士接触的机会，还将帮助公司在不断变化的技术标准上保持合规性和灵活性。最后，朱尔斯戴上教练的角色帽，询问同事是否需要在几周后再次见面，他们可以聊聊事情的进展情况。同事对此表示同意。

现在，假设你的一位同事正在经历职业倦怠并寻求你的帮助，你将戴上哪一顶角色帽呢？

老 师 | 数据显示，我们有 55% 的同事经历过职业倦怠。

这本书指出，压力和休息对个人成长至关重要。

心理健康受以下 6 个因素影响……

导 师 | 我也经历过职业倦怠，这是我处理的方式……

你需要停止＿＿＿＿＿＿＿并开始＿＿＿＿＿＿＿。

基于我在其他同事身上看到的情况，我认为你应该坚持下去，这种情况会过去的。

教 练 | 你认为最好的处理方式是什么？

如果你在处理方式上什么都不改变，会发生什么？

一方面，你有这个想法；另一方面，你又有那个想法。你如何调和这些不同的想法？

监督者 | 你接下来的步骤是什么？

考虑到目前的情况，我将向执行委员会建议进行这项改变。

我将减少你在这方面的时间，增加你在那方面的时间。

赞助者 | 我们将聘请一位专业的教练来帮助你……

我们需要更好地利用你的才能，我将向有影响力的人发起倡议，为你获取所需要的资源。

127

我将在你感兴趣的领域向委员会推荐你。

这一章我们关注了一对一谈话。你学习了如何戴上老师、导师、教练、监督者和赞助者这 5 顶角色帽。本书的第二部分将深入探讨 ROW 推进法，该方法有助于领导者在复杂环境中实现变革。

 本章概要

1. 高效领导者的 5 顶角色帽将帮助你与同事进行更有效的一对一谈话。

2. 5 顶角色帽分别是老师、导师、教练、监督者和赞助者。每顶角色帽代表一种不同的方法和策略，来帮助同事培养他们的技能、行为和推理能力。

3. 当你担任老师时，你要向同事传递新的信息和技能，揭示他们以前不知道的知识。当你传授知识时，你为同事开辟了解读其经历的新途径。

4. 你的同事可能不理解如何、何时应用他们所学到的知识。他们对新知识的恐惧和忧虑限制了他们应用知识和技能的能力。

5. 当你担任导师时，你可以通过自己的经验帮助同事去审视世界。你是一个专业领域的专家。当你的同事讲述他们的经历时，你会凭借自己的经验和直觉判断可能发生的事情、你会怎么做以及他们如何前进。

6. 你自己的盲点会限制指导的有效性，也影响你的同事是否认为你的观点有帮助。你的指导可能抑制你的同事培养自己做出决策的能力。

7. 当你担任教练指导同事时，你可以帮助同事基于他们的经验、观点和信念，通过自己的眼睛来理解世界。当你戴上教练的角色帽时，你需要放下自己的专业知识，将同事视为他们自身经验的专家。你需要提出开放式问题，以促使同事进行反思和重构。

8. GROW 模型为开放式问题提供了一个有用的主题框架。你可以利用这一模型帮助同事理解他们的目标、现状、选择和意愿。

9. 我们每个人都有自己用来加快思维和对话流程的特定短语。这些短语是我们更深层次的思想和观点的简略代码。当你点击关键短语时，你会了解同事所使用的短语背后的含义。

10. 当你担任监督者时，你要监督同事、团队以及组织的日常和长期工作的效能。你要识别并引导同事清除障碍，确保战略目标得到实现，倡导企业的使命和价值观，同时合理配置团队成员以使他们发挥出最佳工作状态。

11. 当领导者过分强调监督时，会将自己的解决方案强加给同事，这会扼杀思维共识的发展。

12. 当你赞助一个同事时，要利用自己的影响力和人脉，为同事寻找更好的发展机会。你可以借助自己的社交和职业资本积累的声誉为同事的职业发展和成长助力。

13. 高效领导者在一对一谈话中会戴上多顶不同的角色帽，根据同事当下的发展需求来调整领导策略和方法。

YOU'RE THE LEADER.

NOW WHAT?

第二部分

在复合情境下
发挥领导力

YOU'RE
THE NOW
WHAT?
LEADER.

第 7 章

运用 ROW 推进法
处理棘手问题

你可以用 70% 的时间来形成思维共识，
20% 的时间用于制定可能的备选方案，10%
的时间用于规划如何向前推进。

ROW 推进法

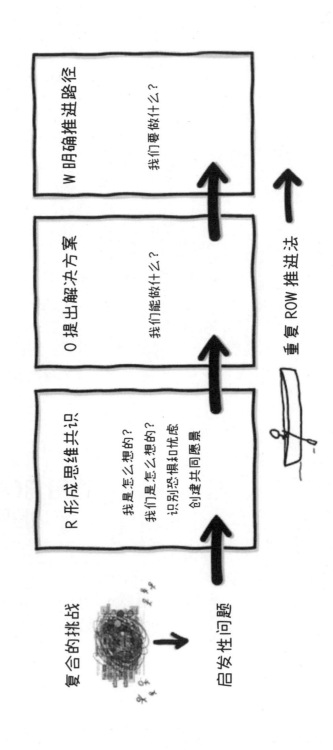

复合的挑战

启发性问题

R 形成思维共识

我是怎么想的？
我们是怎么想的？
识别恐惧和忧虑
创建共同愿景

O 提出解决方案

我们能做什么？

W 明确推进路径

我们要做什么？

重复 ROW 推进法

领导者经常要面对复合的状况，不得不思考"现在怎么办"。当面临复合而艰巨的挑战，整个团队都感到沮丧时，领导者就需要做出改变。而领导者在积极主动地寻求解决方法的过程中，会发现问题的不确定性和自己专业知识的局限性。例如，在会议上发言时，或与团队成员交谈时，或下达指令时，你可能会在这些关键的领导时刻意外地陷入困境。当你看着你的同事，你意识到出问题了，你忽略了一些重要的事情。你看到的不是同事专注且投入的神情，而是一片消极情绪或者茫然的凝视。你和他们不同步，事情没有按照原计划进行，这种情形既令人困惑又显得复杂，而你之前根本没有察觉到问题所在。

我曾经经历过一个复合的状况。2015 年我到明尼苏达州妙佑医疗国际工作之前，曾在加利福尼亚州的几个组织机构担任过领导者。当我到了妙佑医疗国际后，我的新上级问我是否愿意担任 21 个急诊部门的财务主管。她并不确定这一职位需要承担哪些职责，因为妙佑医疗国际急诊部门以前从未有过财务主管。但这样的安排甚合我意，因为这和我的专业背景很符合。所以当她询问我时，我欣然答应。我认为这是向同事分享知识的好机会。

第一次会议即将举行，我为此做了充分的准备：制定了清晰而详细的会议议程；设定了明确的会议目标，确保参会人员有时间进行讨论；掌握了大量的信息。我期待这次会议的召开，届时我将和同事进行热烈讨论。然而会议并没有按我设想的那样顺利进行。

我花了 20 分钟讲述医生的诊疗记录对收入的影响。医生每次查房时会记录患者的病史、体格检查、各项检查的结果以及诊疗意见。我们的医生擅长记录这方面的信息，这对提供优质诊疗服务至关重要。然而，诊疗记录中也有一部分信息是计费所必需的，而这些信息对患者的诊疗几乎没有直接影响。因此，我发现了机会，可以改进那些烦琐的计费细节。我是一位经验丰富的演讲者，所以预计 20 分钟内讲完这些内容很容易。因此，我并不担心这次会议。

我兴致勃勃地参加了会议。这是我的专业领域，我看到了用客观数据让大家大开眼界的机会，我想象着我们将通过这次会议推动急诊部门伟大的变革。我记得会议首先讨论了日程安排的工具，然后讨论了一个改进后的中风诊疗方案。接着轮到我发言了。我直接进入主题。我将每次诊疗所对应的收入数据分为 5 个等级。表格一共有 3 页，表格每一行的左列是医生的姓名，右列是医生的诊疗记录等级。我把表格分发下去，让大家都能看到。我认为这是一种公开透明的做法。

同事拿到表格后开始查看自己的数据相对应的排名情况。他们第一次在会议上看到自己的个人统计数据，然后他们将自己的数据与其他同事的数据进行比较。瞬间，会议室的气氛凝固了。我看到有些同事的笑容消失了，有些同事脑门上青筋暴起，异常愤怒，还有些同事眼里含着泪水。这与我预想的情况不一样。

我站在会议室里，感觉在妙佑医疗国际短暂的职业生涯在眼前一闪而过。我才刚刚带着妻子、年幼的女儿和家里的德国牧羊犬，举家从加利福尼亚州搬到明尼苏达州，现在我却把这一切搞砸了。我这个中年新人——位富有同理心的教练型领导者，刚刚惹怒了我的同事，而他们有权提拔或开除我。干得好，理查德。

我当时在想："现在该怎么办呢？"

克服认知压制的习惯

如果你是我，在那一刻你会做什么？也许，你的第一反应是"那样做太蠢了。我绝不会把自己或自己的同事置于那种境地。这个人是谁？我为什么要读他写的书？"

让我们回到我描述的问题中。想象一下，那一刻你就是我本人。也许你经历过类似那样的时刻。在那种情况下你会怎么做呢？也许你会选择逃避，你当然可以选择这样做！我曾多次看到有领导者用这种方法来解决问题。一些领导者没有感受到或选择无视所处环境的尴尬，就好像事情从未发生过。他们希望同事也忘了已经发生的令人不愉快的时刻，然后进入会议的下一个议程。也许你会选择做相反的事情。你不但不逃避问题，还会继续深陷其中。你会继续解释每个细节，导致情况更加糟糕。因为你的同事显然还是不理解你。

一些领导者面对困惑、愤怒、伤心的听众会继续解释道："我理解你们很生气，也很伤心，这是因为你们不具备我的专业知识。而我理解这些数据的重要性，它能使你们变得强大。你们之所以不同意我的观点，是因为你们不理解这些数据的重要性。"然后这些领导者会反复重申数据的重要性。同时他们试图告诉自己：自己只需要向同事讲解数据的重要性，并让他们意识到错在哪里。领导者认为只要自己把错误指出来，同事最终会理解并感谢他们，并感叹领导者不愧是专家。我称这种做法为认知压制（cognitive headlock）。

各行各业的领导者都会使用认知压制的做法。这是领导者做出的一个决定，即强行克服阻力，运用他们的专业知识和权力"镇压"其他同事。领导者在扼杀他人自主权的同时表现出了一种循规蹈矩的思维方式。在应对复合状况时，无论是认知压制还是逃避，都不是好的解决问题的策略。面对挑战你可以做得更好。

NOW WHAT？领导力行动指南

回想你最近一次参加类似会议的情形，在达成团队的共识之前，你和同事是如何继续推进问题的呢？

应用 ROW 推进法有效领导团队

当你在思考采取何种措施以应对复合状况时，遵循有序的步骤将大有裨益。通过总结过去 7 年在妙佑医疗国际指导和咨询工作的经验，我创建了 ROW 推进法，帮助领导者和他的团队迅速团结起来解决烦琐且令人不适的复杂问题。在创建 ROW 推进法时，我引入了一对一教练辅导模型，即我们在第 6 章中讨论的 GROW 模型，并创建了一个流程框架，来帮助领导者在应对复合情境时有效地指导团队成员。

ROW 推进法适用于你所处的多种情境。它可以在短短几分钟内得到应用，也可以为一个持续数天的团队活动提供方法。你可以选择单独使用这种方法，也可以选择和你的团队合作使用它，或者更广泛地借助整个组织的智慧来使用它。ROW 推进法由以下三个步骤组成，并且这三个步骤可以反复循环：

1. 形成思维共识（Reality），明确推进方向。

2. 提出多个可能的备选方案（Options）。

3. 明确向前推进的路径（Way）并采取行动。

形成思维共识

ROW 推进法的第一步是形成思维共识，将你对问题的观点与同事的观点结合起来，通过集思广益，形成应对复合挑战的群体智慧。要想形成思维共识，你需要做如下事情：

记录你的观点。 深入理解自己对复合挑战的观点，阐明你对于复合挑战的优势、劣势、机遇、威胁、恐惧和忧虑的观点。

形成思维共识。 团队中的每个成员对复合挑战都有自己的观点，也都有自己的思维盲区。促进思维共识的形成，有利于领导者整体考虑自己和团队成员对应对复合挑战的统一意见。

识别恐惧和忧虑。 恐惧和忧虑就像潜意识里的怪物一样在我们的脑海中作祟，阻碍个人和组织目标的实现。领导者要及时识别恐惧和忧虑，在形成思维共识的过程中考虑这两个因素。

创建共同愿景。 创建共同愿景来说明整个团队将如何开展工作。领导者要确保共同愿景与组织的使命和核心价值观保持一致，以此来缓解恐惧和忧虑。

提出多个可能的备选方案

ROW 推进法的第二步是提出多种可能的备选方案。

单一的解决方案可能会束缚我们。 保罗·纳特等人的研究表明，备选方案越多，成功的可能性就越大。然而，太多的组织使用非此即彼的单一解决方案模式。这种模式看似有效，但失败的可能性会更高。ROW 推进法着重强调多个备选方案的重要性，建议集思广益。因为即使是那些你永远不会实施的疯狂想法，也能激发人们想出更好的解决方案。

选择要实施的解决方案。仔细研究每个备选方案的优缺点，从中选择3～5个可供实施的解决方案。这些方案中的每一个都可能成为最佳解决方案。

明确向前推进的路径并采取行动

ROW 推进法的最后一步是明确向前推进的路径并采取行动。

确立目标和关键结果。每个目标都对应一个你已经选择实施的解决方案。对于每个目标，你要定义关键结果，用以描述目标达成的标准。

确定直接责任人。确定一个责任人直接负责推进每个步骤。直接责任人是每项目标任务的管理者。他们负责推进并反馈任务完成情况，以确保团队按时开会讨论并顺利完成任务。

选择目标团队。每个目标团队均由直接责任人与几个组员组成，以确保每个目标和关键结果都能实现。一般来说，目标团队最好保持在2～5个人的较小规模。

日程安排。决定会议开始时间、会议地点、会议时长，以及向上级团队汇报任务完成情况的时间节点。

任务分配。分配任务时，你需要了解所分配内容和每项任务承担者的能力。根据你对每个团队成员的信任和熟悉程度，按直接参与、优先参与和候选参与3个级别进行任务分配。

向前推进。欲速则不达，要学会与同事分享你的思考与发现。将每个目标和关键结果看作一个需要被验证的假设。向前推进的每一个步骤都可能会遇到困难，可能会成功，也可能会失败。在推进问题解决的过程中，你会不断深入探究复合状况，然后将学到的东西反馈到逐渐形成的思维共识中。

谨慎界定时间期限和思考维度

事先考虑向前推进的时间期限以及不同观点所涉及的范围非常重要。你的时间越充分，分析思考的维度越广，在决策过程中汇集的观点越多，就能形成越多的智慧。但是如果你没有充分的时间该怎么办呢?

这本书的内容并不是为了告诉你，每一个复合状况都需要充分思考才能解决。那是不现实的。你身处复合环境中，没有充分的时间来解开每一个谜团，但是你也不想在没有深入探究的情况下就根据自己的专业知识来仓促地解决问题。这时就需要一个折中的解决方法。ROW 推进法可以帮助你。当面对时间紧迫或主题敏感的问题时，你需要依靠一小部分同事来帮助你在较短的时间内想出解决方案。但当面对不那么紧迫的问题时，你就可以有充分的时间制定更多备用解决方案。

选择哪些同事来一起形成思维共识是你需要仔细考虑的。你需要决定哪些问题值得探讨，哪些关键人的想法需要在决策前就充分考量。你最好在开始任务之前了解清楚这些情况，想好在什么层面运用 ROW 推进法，而不是在开始执行任务后，这样会让某些关键人的声音在决策前未被听到，导致整个决策方案无法实施。

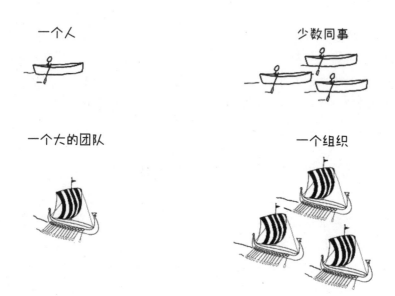

一个人　　　　　　　　　少数同事

一个大的团队　　　　　　一个组织

　　与少数同事一起执行 ROW 推进法。当你与同事一起列出待办事项清单，并开始携手推进时，你可能会遇到瓶颈，此时需要你停下来，走上"包厢"驻足半小时，快速思考所面临的情况并提出解决方案。在"包厢"里短暂驻足就可以了，这往往是向其他人提出有启发性的问题的第一步。

　　与大的团队一起执行 ROW 推进法。有时你需要团结更大的团队，例如工作组、董事会或委员会，一起思考以做出复杂的决策。这种策略通常用在会议期间或会议后。

　　在一个组织中执行 ROW 推进法。有时候，组织可能会使用 ROW 推进法来促进文化融合、制定组织的长期战略、在面临巨大机遇和变革时最大限度地开展合作。ROW 推进法提供了一种共同的语言和结构框架，以促进组织的思考、沟通和行动。这种方法将不同专家分散的智慧融合在一起，促进了决策的权力下放和灵活性。

　　单独执行 ROW 推进法。当纠结于复合问题时，高效的领导者往往会走上

"包厢"踱步片刻。有意地考虑其他观点这一行为本身就有助于做出智慧的决策，这样做也肯定比领导者仅通过直观感受就临时做出决策要好得多。有时，你必须独自解决问题，而不是与同事讨论。当面对的问题过于私人，或者与他人的立场有冲突，又或者你还没有建立一个可信赖的团队关系网时，你就可以选择单独执行 ROW 推进法。

但是，当你单独解决问题时要当心，你可能只想坚持自己的真实感受，而避免去寻求思维共识。虽然单独工作似乎可以节省时间，但实际上，其后续过程可能会更加漫长而艰难，因为你可能会错过或低估一些重要的观点。所以你最好利用 ROW 推进法将团队成员团结到一起，以解决一些有争议的问题。

及时把控各个时间节点可以缓解焦虑，团队成员进行观点分享也可以增加彼此的信任，从而提高解决问题的效率。深入探讨那些令人不舒服和埋在心底的想法，可以减少大家的认知差异，从而提高成功的可能性。你害怕让其他人参与进来，可能是因为自己作为领导在解决复合问题方面经验不足，以及担心引发不和谐。我们将讨论如何应对这些非常合理的忧虑，以及如何最大限度地提高所有参与人员的安全感来促进互相之间的观点分享。如果在这些孤立时刻你有选择的话，你可以寻求教练或外部同行的帮助，他们最好是与你的工作没有太多交集的人，这样可以帮助你避免一些思维盲区，使你的决策效率提高。你还可以向另一个组织机构的导师或密友寻求帮助。

综上来看，ROW 推进法每个步骤的时间怎么分配呢？一般来说，70% 的时间可用于形成思维共识，20% 的时间可用于制定可能的备选方案，10% 的时间可用于规划如何向前推进。因此，如果有 2 小时可用，我可能会分配 80 分钟来形成思维共识，25 分钟用来制定可能的备选方案，15 分钟用来规划如何向前推进。

一次典型的混沌的会议

在面对复杂情况时，ROW 推进法与你平时所用的方法相比如何？当你参加下一次混沌的会议时，可以尝试使用 ROW 推进法。会议之所以混沌，是因为你和同事在就一个复杂的问题进行讨论时，跳过了形成思维共识这个步骤。因为有些人认为解决方案很明确，只需要实施最佳方案即可。而有些人认为问题很复杂，专家意见才能够提供最好的指导。

当你和同事跳过形成思维共识这个步骤时，就会直接进入制定备选方案或直接向前推进的步骤。你会听到关于个人专业知识的陈述："我们需要这样做""这不是一个好的选择""那是不正确的""他们永远不会支持这个想法"。同事会用言语或非言语性的情绪表达，来反映他们的愤怒和悲伤。有的人声音越来越大，有的人变得沉默不语，有的人则处于游离状态，茫然凝视。在这样混乱的空间里，你意识到需要一种更有序的方法来应对这样的复杂状况。

让我们回到本章最开始描述的复杂状况。当我向急诊部门的同事展示公开透明的财务数据时，我跳过了形成思维共识这个步骤，而是直接到了制定备选方案和向前推进这两个步骤，这引起了会议的混沌。有些同事认为这些数据不应该以公开透明的方式呈现，有些同事不理解这些数据出现的原因，有些同事则认为我们应该帮助他们提高其数据排名。对于数据的含义以及呈现数据的原因，每个人有不同的理解。有些人认为讨论财务问题是对组织的文化和使命的抨击，还有些人担心这会对患者的医疗支出产生未知影响。总之当时情况非常混沌，我很快就使同事们都陷入了混沌的状态里。

这并不是说混沌的会议一定是由领导者造成的。有时尽管领导者有好的初衷，有些埋在心底未被提出的问题还是会被引发出来。在这种时候，具有等级制度和头衔的组织自我系统和人际关系松散的组织生态系统会汇集到一起。每个人有不同的观点和经历，有时候也需要经历一些"混沌"才有机会去深入探究问题。混沌的情况使我们感受到改变的必要性，这是一个不应该被浪费的机会。

那么，接下来我们应该做什么呢？不要进行认知压制，不要选择逃避。我停下来感受会议室内的紧张气氛。我意识到了大家的困惑，所以我请同事一一分享他们的想法和感受。然后，我安排时间来使大家形成思维共识。只有在形成思维共识之后，我们才会制定备选方案，然后再开始明确向前推进的路径。我们按照 ROW 推进法有序地推进。

在接下来的章节中，我们将详细介绍 ROW 推进法的每个步骤。我会向读者介绍可能会扰乱 ROW 推进法的常见因素，以及如何克服这些干扰因素。

 本章概要

1. ROW 推进法能够指导你在复合状况中的决策过程。

2. ROW 推进法的每个步骤都要有序进行。

3. 个人和组织具有不同的专业知识、观点和经验。ROW 推进法的第一步是形成思维共识，利用群体智慧应对复杂状况。

4. 为应对复合状况要制定多个备选方案。

5. 选择几个备选方案作为向前推进的方向。确保你已经指派直接责任人、目标团队，制定具体的日程安排，并制定好沟通任务执行情况的方式。

6. 混沌的会议提示你可能正在面对复合状况。运用 ROW

推进法能够帮助你与同事共同制定有效的解决方案。

7. ROW 推进法的步骤可以根据可用时间和你所希望涉及的范围进行调整。你可以选择和少数同事、大团队或组织共同向前推进，也可以选择自己单独向前推进。你可以选择用几分钟时间快速思考向前推进，也可以选择通过长时间的充分思考向前推进。

8. 分享一个运用 ROW 推进法的经验: 70% 的时间用来形成思维共识，20% 的时间用于制定可能的备选方案，10% 的时间用于规划如何向前推进。

YOU'RE
THE NOW
WHAT?
LEADER.

第 8 章

超越直觉感受，
记录你的观点

行动力固然重要，但当我们面对不确定或
模糊的复合情况时，充分的思考能够保证你在
忙碌状态下依然有高效的产出。

你需要高于问题本身，
从一个更广阔的视角
去分析问题。

面对复杂挑战，形成思维共识的过程可以将你的观点与同事的观点结合在一起。

你的观点 + 其他人的观点 = 思维共识

形成思维共识的第一步需要你能够深入理解自己对当下复合挑战的观点。你需要超越自己对当下发生的事情的直觉感受和本能反应，用一种更加审慎和理性的方式去进行分析。你需要高于问题本身，从更广阔的视角去分析问题。在你审慎分析的过程中，你就给了自己一个反思自身思维盲点的机会。如下6个步骤可以帮助你从更广阔的视角看待问题，成为一个高效的领导者：

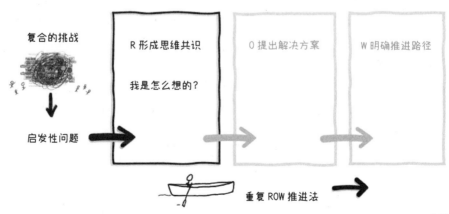

1. 创造思考的时间和空间。

2. 明确核心问题。

3. 书面记录自己的想法。

4. 拓宽自己的视角。

5. 提取并拓展主题。

6. 换位思考。

有时你可能只有走上"包厢"思考几分钟的时间，有时你有充足的时间仔细思考。有时可能只有你自己能够从更高的角度审视问题，有时你需要鼓励同事和你一起从更高的角度审视问题。不要为这些限制而苦恼。在第 9 章，我们将讨论如何灵活运用 ROW 推进法解决具体的实际问题。

创造思考的时间和空间

当你思考复合问题的解决方案时，创造思考的时间和空间是必要的。我们常常习惯了匆忙行事、运用自己的专业知识迅速决策，以致忘记了深入和不被打扰的思考十分重要。忙碌的我们常常将行动力与生产力画等号。行动力固然重要，但当我们面对不确定或模糊的情况时，要在忙碌状态下确保忙而有序、高效产出，充分的思考必不可少。复合的问题需要深思熟虑和专注思考才能得到解决。

库尔特·冯内古特（Kurt Vonnegut）在他的短篇小说《哈里森·伯吉朗》（*Harrison Bergeron*）中描写了一个强制要求每个人平等的未来社会。那些被认为优于常人的人被要求佩戴障碍器具，那些长得好看的人被要求佩戴橡胶鼻子，那些动作优雅的人被要求佩戴不平衡的锯齿状重金属碎片，那些高智商的人被要求佩戴噪声耳机以打断他们的思考。

至少就包围着我们的思维阻断装置而言，小说中描述的未来社会与现代社会十分相像——我们被影响思考的各种工具包围。我们的思考被电子邮件、短信息、私人事件、日程表提醒和各种社交媒体打扰。这些打扰大大减少了我们深度思考的机会。我们可以想办法避开这些打扰，寻找能够深度思考的时间。

我所指导过的领导者能够通过各种办法确保深度思考的时间，有些人会每周安排特定时间用来进行思考，有些人安排早晨或晚上某一时间段写日记回顾自己的一天，还有一些人会指示助手用标为"深度工作"或"此处插入话题"的预约来留出大块时间，以便进行深度思考。

不管使用哪种方法，我所指导过的领导者都会有意留出时间进行深度思考，而不是听任自己的思维被阻断。如果你不为自己预留时间，你的日程安排上星期三下午 1 点的那个空位，那段你原本打算用来深度思考的时间，就会被别人的预约事项所填满。

仅仅留出思考的时间还是不够的，你还需要为不被打扰的深度思考留出空间。深度思考需要一个不被社交媒体、电子邮件、电话及同事的问询所打扰的独立空间。深度思考需要消除分散注意力的想法，像瞄准目标一样专注于复杂的问题。你需要抑制住本能的冲动，如上网搜索突然出现在你脑海中的那个有点关联的东西。富有成效的思考需要约束。

我有自己的方式来创造一个深度思考的空间，比如：我会用蒸馏水泡一杯温度恰到好处的龙井茶；我会关上门并设置一个闹钟，强迫自己在这段时间内一直坐在沙发上；我会在身边放一些索引卡片，这样我就可以记录一些偶尔出现的跑题想法，并把它们抛到一边；我会戴上降噪耳机以获得安静，并告诉其他人我处于"勿扰状态"；我会播放安静的音乐，或者当有让人分心的噪声时，我会播放一些轻音乐；我会打开手机记事本，屏蔽其他 App，并关闭手机所有通知。

很多思考者会去一个安静、偏僻的地方进行最高效的工作。我没有一个位于偏僻树林中的小屋来进行深度思考，但当我戴上耳机隔绝其他打扰后，我就有了良好的思考空间，而且这个不受干扰的深度思考之地既可以预测又容易达到，无论我在办公室、家里或飞机上，我都可以进行高效的深度思考。当你创造了深度思考的时间和空间，下一步则需要明确思考的核心问题。

NOW WHAT？领导力行动指南

你会采用什么方式去创造深度思考的时间和空间？你会在什么时候进行深度思考？你会采用什么方式进行深度思考？

澄清亟待解决的核心问题

当你步入"包厢"之后，第二步就是明确需要考虑的核心问题。

复合的挑战会以不同的形式出现。一些挑战涉及难以把握、着眼未来的计划，一些则聚焦于需要立即明确方向的眼前问题。比如，你会专注于如何为你的组织制定长期发展战略，或为了适应工作需求而调整人员配置。这两类分别着眼于未来和眼前的问题都可以通过使用 ROW 推进法得到解决。有时你会优先考虑你脑海中首要出现的复合问题，有时你会和团队成员商量目前需要解决的复合问题。

曾经的拳王穆罕默德·阿里曾说过："让你疲惫的不是前方的高山，而是你鞋里的小石子。"我合作过的一些富有成效的领导者会每季度或每半年召开一次"鞋里的小石子"会议。他们会让同事帮助他们确定下一个需要解决的复杂问题。"你鞋里的小石子是什么？""哪些令人沮丧的、耗时的事情阻碍了你的发展？"经过沟通交流，他们选择了鞋里的其中一块小石子，想要把它取出来。他们会使用 ROW 推进法来提高工作效率。

测试问题的类型

如何能确定你所思考的是复合问题而非复杂或混乱的小问题？当你感觉到目前所做的工作已经或将要停滞不前了，就说明你遇到了一个需要确定类型的棘手的问题。你需要向自己提出并回答如下问题：

1. 以往的最佳实践是否不再奏效？

2. 这个问题是不是一个充满变数和选择的麻烦问题？

3. 你的同事是否对目前应考虑的主要因素存在异议？

如果上述三个问题你的答案都是"是的"，那么说明你所面临的挑战既不简单也不复杂。如果这个挑战是简单的，你可以使用以往的最佳实践来应对；如果这挑战是复杂的，那么你可以直接咨询专业人士。因此，你所面临的挑战要么是复合的，要么是混乱的。为了弄清楚你面临的是何种挑战，你可以提出第四个问题：

4. 你是否有时间思考解决该问题的方法？

如果第四个问题的答案是"没有"，你没有时间去深度思考，那么说明你所面临的挑战是混乱的，你需要快速做出决策。如果第四个问题的答案是"有"，你有时间去深度思考，说明你所面临的挑战是复合的。

设置一个启发性问题

在这本书的引言中，你读到了几个关于复合挑战的实例：

院长 | 我们如何加强心内科团队的合作关系，并考虑互利的选择？

产品经理 | 我们如何将技术团队和营销团队聚集在一起以建立协作的工作流程？

学术部门主席 | 我们如何在尊重当前的权力结构和程序的基础上，以大胆和前瞻性的思维向前迈进？

请注意最好以问题的形式将核心挑战提出来，这个问题是按照如下规则描述。

要用积极的方式来陈述问题，创造能够解决问题的机会而非规避障碍。"我们如何成为更好的滑雪者"就比"我们如何避开那棵树？别撞到那棵树。别撞到那棵树！"更为积极。我们要朝着积极的方向制定策略，而不是仅仅为了远离灾难。

它涉及未来的重点工作。我们要着眼于未来，而不是一味回顾过去，就像我们开车时不会一直看着后视镜往前开一样。我们要向前看，要专注于未来可能发生的事情，专注于前方的风险，专注于面前的机会。

它与你息息相关。选择机会，拥抱与你直接相关的挑战，选择那些你有能力解决的问题。你无法改变你的同事，也无法让你的竞争对手退出这一领域，但你可以寻找方法，有效地影响他们。将你的思维从"我希望那些工程师改变"转变为"我怎样才能更好地影响工程师"。你要确保这个启发性问题与你和你的团队直接相关。

书面记录自己的想法

确定好启发性问题后，下一步就是及时记录思考问题过程中的各种想法。当你认真分析这个问题时，及时记录各种想法是十分必要的。我们常常召开各种会议进行讨论，在其中碰撞出各种有远见的想法，但这些想法很容易就丢失了，原因就是没有及时书面记录下来。我们常常在一个问题的某一部分重复思考，停滞不前。及时书面记录想法能够有效避免此类情况发生。

我们的想法不是播放完就消失的歌曲，而是经过多维度分析产生的精确数据，需要被及时捕捉和记录下来，然后从各个角度进行审视。当你从更高的角度看待问题时，可以通过整合这些数据构建出问题的立体模型。当你把这样的思维模型与同事进行分享时，他们就有机会理解你的想法并添加不同的观点和角度。最终，你们可以一起拓展这个复杂问题的模型。

关于启发性问题的每个想法、每个观点都可以扩写成一个要点或一个段落。你可以记录下你对当前形势的判断，以及对正在发生的事情、可利用的机会、风险或缺陷和事态的未来走向的分析。

妙佑医疗国际的一个部门曾经尝试解决一个启发性问题：我们如何扩展远程医疗业务来满足患者的需求？如下是一个领导者对初步想法的要点记录举例：

- 远程医疗使患者在任何地方都能接受到医疗服务。

- 远程视频会让医生的检查会受到限制（比如医生无法进行心脏的听诊）。

- 患者可能对远程医疗流程不熟悉。

- 我们的电子医疗系统设置与远程医疗不完全匹配。

- 许多医疗中心已经成功开展远程医疗服务。

- 一些老专家对远程医疗技术无法适应。

- 可能影响医生与患者之间的交流。

- 我们不知道患者是否真正喜欢这样的医疗方式。

- 我们很难获得患者的生命体征信息。

如你所想，随着考虑的事情越来越多，这个要点列表会越来越长。记录这些想法时并没有什么特殊的规则。这样的头脑风暴十分重要，需要清空大脑进行思考，要允许任何新想法出现。最初可以只让想法在头脑中涌现，当你安静地坐下进行深度思考时，具体内容就会逐渐变清晰。最初没有必要进行详细的编辑和分类，因为这是之后才需要进行的工作。

有多种工具可以及时记录你的想法。你可以通过书面记录，白纸、白板、黑板都是方便易得的记录工具。因为这些工具都是非电子化的，你只需要拿笔或粉笔记录下来，而不会被各种电子应用的通知消息所打扰。便利贴或记录卡同样是非电子化的，大小正好适合记录一个想法。你可以在桌面、墙上或任何平整的地方粘贴它们，也方便之后围绕一个主题整理各种想法。思维导图、各种记录软件或其他技术工具都可以方便快速地记录各种想法，也便于根据主题进行整理。这些电子化的记录还方便保存、复制和打印。

之后我们将在讨论如何促进大型小组讨论的具体实例时，展开讨论上述几种方法的更多优缺点。比如，领导者在情绪化状态下或者信任受到挑战时如何组织同事对复杂问题进行讨论？在意见不统一的群体中讨论时，记录这些有争议的想法既可能对整个讨论有所帮助，也可能带来负面影响。

┤ NOW WHAT？领导力行动指南 ├

你会用哪种工具记录想法？使用哪种程序或工具来提高效率？

拓宽自己的视角

当你清空大脑之后就该拓展自己的视角了，可以通过谨慎地使用提问来实现。这个过程有多种方法，没有固定的问题组合方式。最好是为每个问题写几个答案。当你写下一个接一个的答案时，不仅拓宽了自己的视角，也能发现很多细节。

你可以问自己如下这些问题：

- 目前的机遇是什么？

- 当前的风险和限制是什么？

- 事态会如何发展？

- 竞争对手在做什么？

- 这样会对客户产生何种影响？

当回答这些问题时，问问自己"还有别的吗"或"还有其他办法吗"。比如：

- 目前的机遇是什么？（写下答案）

- 其他还存在的机遇是什么？（写下另一个答案）

- 这样会对客户产生何种影响？（写下答案）

- 这样还会对客户产生其他影响吗？（写下另一个答案）

用"还有别的吗"或"还有其他办法吗"这样的模式回答如下问题。比如，你可以使用著名的 SWOT 法，来问组织的优势和劣势，以及机遇和威胁分别是什么。你可以从大环境的视角使用 PESTLE 法——政治（Political）、经济（Economic）、社会（Social）、技术（Technological）、法律（Legal）、环境（Environmental），来考虑问题。

你还可以通过考虑这些问题对同事、供应商、分销商、合作伙伴等个体及组织会产生何种影响。你可以看看组织中不同分工的关键人员，比如其他部门、团队的每个人；以及目前的工作分工和招聘需求、组织的结构等，会受到何种影响。

最后，你可以从不同的时间点去分析问题，看事态会随着时间如何变化：一个月后会如何？一年后会如何？新方法实施后会如何？

重复上述提问过程，直到你没有时间了，或者你没有什么可写的了。

提取并拓展主题

既然你已经记录了需要的想法，下一步就是在你所记录的这些想法中确定主题。一旦明确了主题，下一步就是根据主题汇总之前记录的各种想法。

回答之前提到的如何在妙佑医疗国际扩展远程医疗业务的问题，在所记录的想法之中，我们提取的主题与技术或者患者的体验感相关。

技术相关：

- 谁为患者和医生提供软件支持？

- 有许多可用的软件供应商。

- 我们的电子病历系统没有配置远程医疗评估功能。

- 如何为技术更新提供资金支持？

患者的体验感相关：

- 患者无须坐在等待室等待。

- 减少患者交叉感染风险。

- 患者能够在任何地方接受医疗服务。

- 我们不知道患者是否喜欢这种形式。

- 可能破坏医生与患者之间的关系。

- 无法使用这些技术的患者将不能进行远程医疗。

当你开始根据主题记录想法时，更多的想法会出现并被按照合适的主题进行分类。当你开始拓展主题时，会发现一些主题可能会分成几个主题或形成新的主题。同样，这些方法没有固定的模式，有时一个想法可能与多个主题密切相关，你自己决定是否将一个想法记录到一个或多个主题下面。

作为领导者，要尽一切努力将自己的视野拓宽。

主题 1

1. 〜〜〜
2. 〜〜〜
3. 〜〜〜
4. 〜〜〜〜〜
5. 〜〜〜
6. 〜〜〜〜
7. 〜〜〜〜〜
8. 〜〜〜〜
9. 〜〜〜
10. 〜〜〜〜〜
11. 〜〜〜〜
12. 〜〜〜〜

主题 2

1. 〜〜〜
2. 〜〜〜
3. 〜〜〜
4. 〜〜〜〜
5. 〜〜〜〜
6. 〜〜〜
7. 〜〜〜〜〜
8. 〜〜〜〜

主题 3

1. 〜〜〜
2. 〜〜〜
3. ─
4. 〜〜〜
5. 〜〜〜〜
6. 〜〜─
7. 〜〜〜
8. 〜〜〜〜
9. 〜〜〜〜〜
10. 〜〜〜

别忘了换位思考

当我还是个孩子的时候，去电影院看了电影《辣妈辣妹》（*Freaky Friday*）。这部电影的情节围绕着一位母亲和她的女儿交换身体的一天展开，她们从对方的角度体验了生活。近来，有一系列"身体互换"题材的电影。在《变脸》（*Face/Off*）中，一名特工接受了面部移植，变身成一名已故罪犯开始生活；在《怪物史莱克 3》中，驴子和穿靴子的猫互换了身体；在电影《完美情人》（*Yuen Mei Ching Yan*）中，一只狗和一个人交换了身体。这些都很有趣。

作为一名领导者，你应该有站在别人的角度看问题，感同身受、换位思考的能力，这会提高你在复杂情境下做决策的效率。腾出一点时间，从别人的角度想象一下当下的复杂情境是什么样子，这具有重要意义。思考从你的客户、同事和竞争对手的角度看事情会是什么样子。他们的机会是什么？他们的恐惧和忧虑是什么？他们会怎么看待你的行为？他们从更高位的视角看到了什么？把换位思考的想法写下来。将这些想法添加到你正在创建的思维模型中。

　　此时此刻，你已经将自己从当下暂时抽离出来，站在更高的角度看待问题。你已经发现并澄清了自己的想法，最重要的是，你已经将其记录下来。现在摆在你面前的经过深思熟虑的文案就是你对充满挑战的局势的现实感知。下一步是与你的同事分享观点，也就是分享你对这个复杂情境构建的思维模型。但是，在你进入下一步之前，需要分析一下当前想法存在的一些缺陷，即思维盲点。这是下一章的主题。

 本章概要

1. 创造思考的时间，谨慎思考启发性问题，从更高的角度看待问题。

2. 腾出不被打扰的时间和空间用来深度思考。

3. 明确核心问题，使用 4 个疑问测试问题的类型，提取出积极正面的、有未来导向，并且与自己息息相关的启发性问题。

4. 用简短的书面形式及时记录你的想法。

5. 通过不同角度提问的形式拓宽你的视野。回答问题之后想想是否还有其他可能或其他方式。

6. 明确主题后按主题来整理所记录的各种想法。

7. 通过换位思考的办法从别人的角度看待问题，进一步完善你的思维模型。

YOU'RE
THE   NOW
        WHAT?
LEADER.

第 9 章

组建多样化领导小组，
发挥群体智慧

人们害怕公开说出某些话，害怕讨论会议室里的"大象"。如果他们认为其他人会记住他，就不会分享自己的想法。

观点的多样性
对明智的决策至关重要。

一条聪明的鱼游过来，遇到了一条智慧的鱼正从相反的方向游来，智慧的鱼点头并说："早上好，你觉得今天的水怎么样？"聪明的鱼游了一会儿后才开始思考："水到底是什么？"

每条鱼都是游泳高手。然而，这条聪明的鱼缺乏关键的视角。在它对现实的认知框架中，它看不到水。它对于支撑它、维持它的水视而不见。它离水太近了，它是水的一部分，无法将自己视作与水分离的物体。聪明的鱼是无知的，而且它不知道自己是无知的。

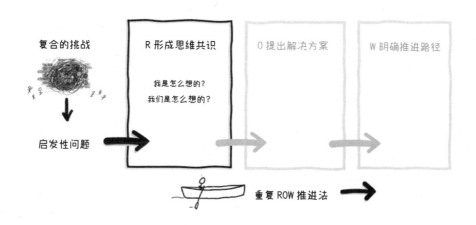

智慧的鱼也是游泳高手，它看到了聪明的鱼所看不到的东西。智慧的鱼从不同的角度观察它们所处的大鱼缸。智慧的鱼曾经也是一条聪明的鱼，直到它对现实的认知受到挑战，现在它意识到自己是一条鱼，是和水不同的物体。也许，当聪明的鱼游来游去时，它会考虑那条智慧的鱼的视角，并挑战自己的想法。

挑战固有观点，形成领导者智慧

作为一名领导者，你的效率与你考虑不同视角的能力，即发展智慧的能力直接相关。你变得越有智慧，就越不会陷入自己对鱼缸的看法中。

随着领导者发展起智慧，他们开始考虑曾经可能被当作错误的胡思乱想或草率的矛盾而摒弃的想法。他们不再频繁地将事情看作我与他们、我的方式与他们的方式、我做的与他们做的之间的对立关系，他们那种非此即彼——"是"或"否"、"这个"或"那个"的二元思维也发生了变化。他们开始看到二元思维的过度简化和不准确。智慧的领导者会进行辩证思考，从多个不同的角度看问题，并理解看似对立的观点可能都是正确的。他们不再满足于用简单、孤立的黑白来描绘现实的图画，而更喜欢用丰富多彩的色调揭示更详细、更复杂的场景。

研究表明，领导者挑战现有流程、激发共同愿景、管理冲突、解决问题、委派任务、授权和建立关系的能力，与他们在面对复杂决策时挑战自己观点的能力相关。智慧的领导者会避免偏袒任何一方。这并不是优柔寡断，而是展示了领导者更深刻的视角。他们看到了多条道路，而不是唯一的道路，而且他们更清楚地看到了每条道路上存在的陷阱。当智慧的领导者承诺采取行动时，他们更擅长在问题出现前就预测和注意到，并在情况发生变化时有效地进行调整。

在第 3 章中，你步入"包厢"记录了你对现实的感知。现在是时候挑战你的观点，以提升自己、同事和组织的智慧水平了。

产品经理有自己的观点，技术和市场团队的每个同事都有自己的观点。首席人力资源官、首席财务官、首席运营官和首席执行官也都有自己的观点。医院院长有自己的观点，心内科团队中的每位医生也有自己的观点。如果一位领导者在不寻求同事的见解和观点的情况下尝试在复合环境中前进，他们会感到处处受限，甚至像在鱼缸中那样产生幽闭恐惧。

詹姆斯·索罗维基在《群体的智慧》一书中，列出了智慧的群体的 4 个特征：多样性的观点、独立思考、寻求思维共识，并将这些观点综合考虑。当你在阅读本章时，你将学习如何将不同的同事聚集在一起，分享独立的观点和专业知识，帮助你促进思维共识的构建，并推动群体智慧的形成。当你完成 ROW 推进法的这一步时，你和同事将从个人对现实的素描（包括盲点）提升到一个细致入微的思维共识画像。你的团队将发展出一种智慧，增强其在 VUCA 环境中调整、重构和采取行动的能力。

交流并挑战彼此的观点

观点的多样性对明智的决策至关重要，包括思想、背景和经验的多样性。

高效的领导者会与不同背景的同事组建多样化的领导小组。这些领导小组成员交换观点并挑战彼此的观点。比如，首席执行官、首席运营官和首席财务官组成一个小组；项目经理、技术总监和营销总监组成一个小组；学术部门主任和几个部门主管组成一个小组等。高效的领导团队通过相互尊重的挑战过程激发出彼此最好的一面。

妙佑医疗国际依靠多样化的领导三人组来做出决策。每个领导三人组包括一位医生领导者、一位护理领导者和一位行政领导者。例如，在急诊医学部门，由急诊医学科主任、急诊护理主任和急诊运营管理员共同做出决策。想象一下，一位管理员、一位医生和一位护士在复合情况下能够带来怎样多样的观点。他们会互相核实事实。在采取行动之前，他们扩展彼此的简化故事。医生领导者会问："我看到的是正确的吗？"护理或行政领导者会回答："那是一种视角。另一方面，这是我们所经历的。"

许多研究揭示了多样性在有效决策中的重要性。例如，在高管团队中有不同年龄、性别、种族和民族的人，与同质化团队相比，这些可以作为竞争差异化因素，改善财务回报、创新、事实调查、客观性和决策等方面的表现。这是有道理的。当你的团队由和你想法相似、外貌相似、说话方式相似的人组成时，他们很可能会同意你的观点，这意味着你的思维可能缺乏关键的视角。

同质化团队的成员具有类似的盲点，因此他们对复合的世界的理解是受限的。复合的环境是多样化的，因此，经验和思想的多样性是组织更好地应对VUCA环境的基本要素。可以这样说，高效的团队是多样化的团队。那么，如何促进观点的多样性？有几种有效的方法可以促进观点的多样性。

创建团队时考虑多样性。首先审视你的团队。你有机会提高团队成员在决策中代表的技能、经验、专业、年龄、性别、种族和民族的多样性吗？具有前瞻性的领导者会雇用和提拔多元的同事，以增强视角的多样性。他们会招募、评估和投资创建多样性团队。

引入具有不同个性特质的人才。寻找那些体验和处理世界的方式与你不同的同事。你是一个热情而富有想象力的远见者，并且喜欢思考各种可能性吗？如果团队中纳入一些安静、专注、有条理、立足当前现实的人，他们的见解会让你的决策得到改进。如果你觉得自己不是一个热情且富有想象力的远见者，那么尝试在团队中增加具有这些个性特质的成员。

欢迎不同意见。寻找那些与你意见不合的人。向一个潜在的团队成员提问："你不同意吗？很好，欢迎加入我的团队。"

不同的观点都得到重视。 向你的同事进行调查，询问他们是否认为自己的观点很重要。在第 5 章中，我们讨论了妙佑医疗国际如何通过对领导者直接下属的匿名调查来衡量领导行为。其中一个调查问题特别问到领导者是否"鼓励我提出改进意见"。当你的同事对这个问题的答案是否定时，你需要改进征求同事不同意见的方式。

寻求不同的观点。 从第三方收集信息，以帮助你提出不同的观点。可以考虑书籍或报刊文章、博客等社交媒体，专家访谈，播客，会议等渠道。引用第三方的观点是个不错的方法，可以让个人在讨论中提出不同的观点，而不必把每个观点都当作自己的观点。

独立思考的同时扩大集体视角

在工作中，我既会辅导想要多说话的领导者，也会辅导想要少说话的领导者。想要多说话的领导者往往比较安静，他们在会议中保留自己的观点，特别是在有争议的会议中。也许他们需要更多的时间来思考问题，或者他们担心会让别人不高兴，或者他们认为在别人参与谈话时保持安静是礼貌的表现。相反，想要少说话的领导者往往乐于在会议中公开分享他们对熟悉或初次听到的事情的看法。也许他们是在通过大声表达来思考，或者他们担心自己的声音不会被听到，或者他们觉得作为领导者，他们的工作就是在其他人发表意见时反复强调自己的观点，也或者他们认为没有人说话，所以需要有人填补沉默的空白。

现在想象一下，在一次关于复合问题的会议中，健谈的领导者和沉默的领导者会如何互动。每个领导者都有自己的观点，但情况往往是一个领导者分享观点，而另一个则保持沉默。这种单方面分享观点的方式对于在复合环境中增长智慧是有害的。

我们在第 3 章中了解到，决策会受到我们接收信息的顺序的影响，并且我们会根据最初收到的信息做出反应。因此，经常发言以表达他们观点的领导者会直接影响同事考虑复合问题的方式。然而，这样的领导者会传播自己的盲点，实际上，他们会用自己的观点"感染"同事。对于沉默的领导者，我们需要一个适合他们风格的流程，安全地放大他们的观点。

为了扩大集体视角，而不是只放大少数健谈者的观点，最好在流程开始时让每个人确定并写下他们自己的观点，这样可以确保他们不受外部输入的干扰。这种独立思考的机会可以产生更多的信息，从而产生更多的智慧，同时也可以保护团队免受那些最先发言或声音最大的人的盲点所锚定的有限视角的影响。

收集观点并创建思维共识

历史上，即使是最善意的领导者，也很难与意见不一致的同事或组织领导者一起形成思维共识，因为很少有人被教导如何将同事聚集在一起，共同理解复合的问题。可以理解的是，你可能会停下来想，"如果我的同事不同意怎么办？""如果有人试图主导讨论怎么办？""如果有人拒绝发言怎么办？""我应该分享我的想法吗？"这一切似乎都很冒险。也许你从未开发出一种流程来完成这样的任务。

接下来，你将学习一些具体的策略，将不同和有时具有争议的观点聚集起来，以对复合的挑战形成一种思维共识。在这个过程中，你的工作是引导同事通过一个正式的决策制定流程来促进学习。你将学会建立一个让同事可以倾听、学习和被听到的环境。这个过程将保护你和你的同事，并激发彼此之间的信任。就像一本比赛手册告诉每个运动队的队员去哪里以及要做什么一样，决策框架提供了一张告诉你在整个流程中会发生什么的地图。当人们明白他们的声音会被听到，他们的意见很重要，他们就会放松并且乐于倾听其他人的声音，许多对决策过程的恐惧和忧虑也会消散。

你可以通过三种方式来收集同事的观点：线上方式（例如电子邮件）、一对一面谈或者小组面对面的方式。你选择的方式将取决于你可用的时间和资源。例如，如果你有时间并且你的同事在当地，那么可以进行小组面对面的会议；否则，线上方式或一对一面谈可能是更好的方法。如果你想要收集外部的观点，或者你想要保持观点的匿名性，那么一对一的面谈可能是最好的方法。

方法一：通过线上方式收集观点

步骤 1：向每个同事发送名为"你的观点是什么？"的文件。 为了通过线上方式收集观点，你可以向每个同事发送一个启发性问题（例如：合并后，我们如何更好地整合产品开发团队？），并要求他们以要点的形式写下想法。你可以向他们发送一个名为"你的观点是什么"的文件。该文件可以包括一些提示，询问他们与启发性问题相关的优势、劣势、机会、威胁、恐惧和忧虑。

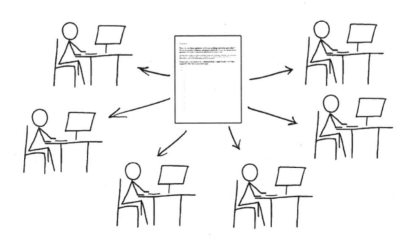

步骤 2：**每个同事将填写完的表格发送给你。**为了强调同事意见的重要性并让他们知道这些意见多么有价值，最好规定截止日期并提醒他们。如果涉及情绪化的话题，或者同事的心理安全感较低，则建议让每个受访者将填写完毕的问卷提交给可信赖的第三方。"你的观点是什么？"文件上不应出现提交者的姓名。这项练习的目的不是要知道谁持有哪些观点，而是要确保观点得到分享。

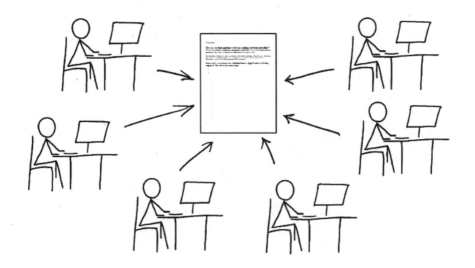

步骤 3：**将每个要点汇总到一个思维共识文件中。**在你收到填写完的文件后，将每个文件中的要点写在一个思维共识文件中。一定要包括你在第 8 章记录的条目和主题。当新的主题出现后，将它们添加到不断发展的思维共识中。在此过程中，请删除那些消极地批评某些特定个体或未能欣赏和尊重意见差异的观点。

你的观点是什么？

【在此处写上你的启发性问题】

与我们的问题相关的优势、劣势、机会和威胁是什么？我们有哪些恐惧和忧虑？如何提高效率？

请以要点的形式写下你的想法和分析，不限页数。请在 ×× 年 ×× 月 ×× 日前将这张列表提交给 ××。

- _____
- _____
- _____
- _____
- _____
- _____
- _____
- _____
- _____
- _____
- _____
- _____
- _____
- _____
- _____
- _____
- _____
- _____

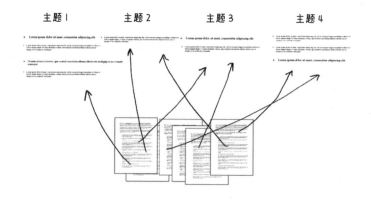

步骤 4：向团队展示整理出的思维共识。将你创建的思维共识文件做成幻灯片，并向团队展示。在展示期间，你可以通过面对面或视频会议的形式，询问还缺少哪些观点。最后，邀请同事在展示期间分享其他观点，或者通过电子邮件与你可信赖的第三方分享。

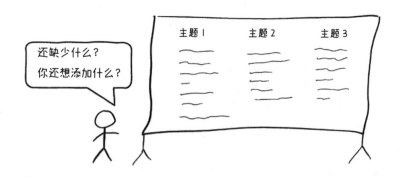

方法二：通过一对一面谈收集观点

在某些情况下，对关键人物就他们对复合挑战的观点进行访谈可能是最有效的方法。例如一位高级领导者可能更愿意通过电话或视频会议而不是电子表格来回答你的问题。或是你想要收集一些外部观点，由于时间限制某些人可能无法参加集体的会议和研讨会。而一对一面谈为你提供了收集外部观点的机会。

当你采访同事时，可以简要地询问他们对与启发性问题相关的优势、劣势、机会、威胁、恐惧和忧虑的观点。面谈时，你可以使用"你的观点是什么？"文件作为提示。你可以在讨论时记录同事的答案，也可以录下他们的答案再进行内容整理。在每次交谈之后，将每个项目的观点按主题转移到汇总后的思维共识文件中。最后，将思维共识文件做成幻灯片，并与同事分享。

方法三：通过小组面对面的方式收集群体观点

步骤 1：设立基本规则。在开始面对面交流之前，请制定参与讨论的基本规则，鼓励积极的群体行为，并让群体对此达成共识。以下是讨论过程的基本规则：

- 记住我们的核心价值观：团队协作、尊重、同情和诚信。

- 保持好奇心，拥有学习心态。

- 尊重和欣赏不同的意见。

- 保持专注并紧扣主题。

- 当同事发言时，保持眼神交流和积极倾听。

- 避免私下交谈。

- 保持宽容。

- 不要以负面的方式提及任何人的名字。

- 弱化头衔，我们都是同事，每个人的意见都同等重要。

步骤 2：收集个人观点。在听取其他人的意见之前，你可以给每个同事一个独立记录自己观点的机会。你可以要求每个同事在一张空白纸上写下他们对这个问题的优势、劣势、机会和威胁的观点，也可以将"你的观点是什么？"的文件分发给每个参会者。接下来，你可以说："让我们每个人花＿＿＿＿分钟时间独自安静地写下我们对＿＿＿＿的想法。"你可以根据会议的总时间和讨论话题的复合性来调整时长。

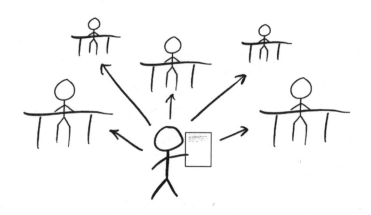

有些人在独立思考时喜欢独自待着。他们可能会坐在或站在一些地方，甚至在离同事远的地方整理思路；有些人可能愿意留在自己的座位上，靠近同事，但独自进入个人思考。在条件允许时，请你准备好提供不同思考环境的选项。

步骤 3：组成小组交流观点。在给每个人留下思考时间后，让你的同事组成小组交流他们的个人观点。通常，每个小组的人数最好在 3 ～ 7 人。除非你需要形成特定的小组来提升同事的心理安全感，否则应该让参与者自己组成小组。下面会进一步讨论这个问题。

为小组交流设定一个时间限制："你们有 45 分钟的时间来交流你们的观点。"你可以为小组提供白板或海报板，以记录他们的共同观点并将它们组合成主题。每个小组应该选择一个记录员："请大家选出一个记录员，清楚地记录每个观点。可以直接在海报板上写下每个观点，也可以在不同的便笺上分别写下每个观点。"记录员还可以帮助确保参会者遵守会议的规则。当同事有相反的观点时，会议可能会进入僵局。你要向同事强调，观点的差异是意料之中的，没有必要试图证明或反驳某个观点。你们只需分享和记录每个观点。团队将有机会在后续的过程中协调冲突的观点。

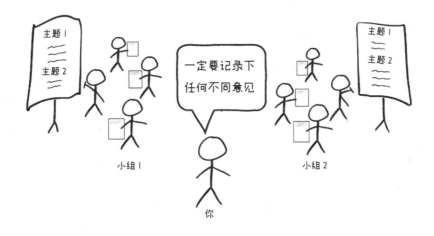

销售总监	与客户讨论此功能是营销团队的责任。
营销总监	销售团队需要与客户讨论此功能。
项目经理	目前还不清楚由谁来联系客户。

为了便于生成主题，你要在过程接近尾声时预留时间："你们还有 20 分钟的时间。现在开始将你们的想法整理成主题。"便笺纸方便移动，将观点写在便笺纸上更便于按主题进行整理。

步骤 4：小组展示。 在小组交流时间结束后，让每个小组向其他小组展示他们的主要发现。当每个小组展示时，请要求后续小组分享前面小组没有分享的观点。当小组分享结束后，你可以给每块白板拍照或拿走海报板，保存记录。如果时间允许，你或你的管理团队可以将每个小组的观点汇编成一份总的思维共识文件，与整个团队分享。

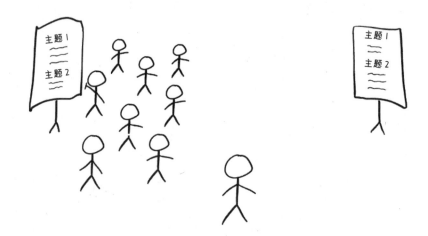

NOW WHAT？领导力行动指南

现在你可以与管理团队就哪个复合问题进行持续 30 分钟的讨论？在开始讨论执行方案和行动之前，先花 15 分钟时间写下对该问题的看法。再用 15 分钟分享各自的观点。

安排一次长达 4 小时的研讨会，与董事会、执行委员会或工作小组一起探讨一个复合问题，并形成思维共识。

- 与你的领导三人组成员会面，确定在你引导同事讨论时可能遇到的潜在障碍。
- 确定你的团队是使用便利贴、白板还是海报板来记录每个观点。
- 你要安排会议时间、地点，并准备你可能需要的额外工具。

创建思维共识的补充策略

在创建思维共识的过程中，你可以考虑以下这些补充策略。

鼓励每个人都专注于创建思维共识

在创建思维共识的过程中，有些人可能会提前跳出来，并为向前推进提供一个解决方案。例如，在达成思维共识之前，有人可能会说："我们需要创建一个结合营销和销售的团队来与客户联系。"这是有道理的。当人们听到不同的观点时会获得洞察力，可能会本能地大声说出他们的直觉。

你可以将"我们能做什么"的讨论较晚引入关于思维共识的讨论中。"那是个好主意。我们在考虑备选方案时可以保留它。现在，让我们专注于了解人们在这个时刻对我们的问题感受到了什么。"在完成思维共识的构建之前过早转向"我们能做什么"会错失分享想法、发现盲点和应对复杂性的机会。

按照权力和权威级别对个人进行分组

根据小组的动态，你可能需要将权力级别相近的人分配到一个小组中。否则，组织中权力较小的人可能会觉得分享观点有风险。例如，在一次研究实验室的研讨会上，我们将同事分为高级科学家组、博士后研究员组、学生组和实验室技术员组。如果我们没有分组，那么学生们可能会觉得在高级科学家面前分享观点很不自在。然而，当学生们在一个单独的小组时，他们就敢于分享彼此的想法，因为对于组外的人来说他们的想法是匿名的。然后，当不同的小组分享时，其中一名学生担任发言人，讨论他们的思维共识。这不仅降低了学生们所感受到的风险，而且降低了科学家感到他们被自己的学生挑战的可能性。

如果你所在的组织对保密性有严格要求，你可能需要聘请外部专业人员来进行访谈并将其汇编成思维共识文件。这样，你可以帮助参与者轻松分享想法。

找出会议室里的"大象"

想象一种情况，人们害怕公开说出某些话。他们害怕讨论会议室里的"大象"（那些显而易见却被人们刻意忽视的问题）。如果他们认为其他人能够识别出观点的来源，他们就不会分享自己的观点。例如，他们不想让一位有权有势的董事会成员（他认识州长并实际控制着当地的房地产市场）识别出自己是评论的来源。

一种方法是让每个人将他们的观点写在便利贴或便笺上，然后交给一个受信任的记录员，由记录员将每个观点读出来并写在白板上。如果没有这种保护措施，其他人可能会认出某人的笔迹或者意识到某个人使用了红笔。让记录员写下每个观点可以保护每个人的匿名性。在这种情况下，记录员最好要么是团队中深受信任的人，要么是从团队外请来的值得信赖的人。另一种方法是采访个人，以便能够匿名收集到有争议的问题。

拓宽自己的视野

还有哪些人的观点能提高思维共识的准确性？你错过了哪些个人或组织的观点？当你忽略重要的观点时，将限制后续的ROW推进法实施过程的有效性。也许你会选择采访自己影响范围之外的一两个人来提高思维共识中观点的多样性和准确性。

┤ NOW WHAT？**领导力行动指南** ├

聘请专业教练或协调人就有争议的复合问题进行定性访谈。

- 收集同事们的匿名意见，并将它们归类。
- 安排一次会议来讨论收集到的观点，创建思维共识。

在本章中，你学习了如何将同事的多元化观点汇集起来形成团队的思维共识。在接下来的两章中，我们将在你和同事创造的思维共识的基础上继续努力，以确保在朝着创建未来共同愿景的方向前进时考虑到同事的恐惧和忧虑。

 本章概要

1. 智慧是考虑不同观点的能力。明智的团队和组织会促进意见的多样性，培养人们独立思考的能力，寻求内部和外部专家的观点，在处理复合情境之前形成思维共识。

2. 具有多样性的团队比缺乏多样性的团队能够改善财务回报、创新、事实调查、客观性和决策等方面的表现。

3. 为了促进意见的多样性，你需要在创建团队时考虑多元化，引入不同个性特征的人，欢迎不同意见，寻求并重视不同的观点。

4. 为了促进独立思考能力的发展，你可以鼓励同事独自站在"包厢"内思考，然后再与他人分享想法；你也可以.优化思考环境，并使用各种工具来记录想法。

5. 创建思维共识有 3 种方法。你可以通过线上方式、一对一面谈或小组面对面的方式来记录同事的观点。你选择的方法将取决于可用的时间和资源以及涉及人员的偏好。

6. 要通过电子邮件方式记录观点，你可以向每个同事发送一个有启发性的问题，并要求他们以要点的形式写下想法。

7. 在某些情况下，对于复合的挑战，采访关键人物，了解他们的观点可能是最有效的方法。

8. 将你创建的思维共识文件做成幻灯片，分享给同事。

9. 要在面对面的会议中记录团队的观点，首先要设立促进分享的基本规则，然后记录个人观点，并将同事分成不同小组，分享他们的观点。每个小组可以指定一位值得信赖的记录员来记录他们的观点。记录完成后，为每个小组指定一定的时间来确定他们的讨论主题，并向其他小组展示他们的思维共识。

10. 在完成构建思维共识之前，避免过快进入"我们能做什么"的讨论，因为这样做可能会破坏分享想法、发现盲点以及应对复杂性的机会。

11. 如果你所在的组织对保密性有严格要求，你可能需要聘请外部专业人员来进行访谈，并将其汇编成思维共识文件。

12. 采访那些不在你影响范围内的个人，以提高共同现实中观点的多样性和准确性。

YOU'RE
THE   NOW
WHAT?
LEADER.

第 10 章

打破变革免疫，
识别组织的恐惧和忧虑

恐惧潜藏在我们的内心深处，我们表面上
支持采取行动，然而我们的潜意识思维却破坏
着自己所拥护的目标。

痛苦源于
我们的头脑中的怪物
所产生的限制性信念。

———

恐惧潜藏在我们的内心深处，我们担心事情改变后可能发生的新情况。我们表面上支持采取行动，然而潜意识却破坏着我们所支持的目标。这种情况存在于每个个体中，也存在于团队和组织中。我们制定周密的目标和详细规划，结果却是最终我们自己阻碍了自己。

在本章中，你将学习如何揭示与复合挑战相关的恐惧和忧虑。当你揭示出隐藏的承诺以及从你的恐惧和忧虑中产生的假设时，将增加实现那些有难度的职业和组织目标的可能性。当你承认并说出自己的恐惧和忧虑时，你将把它们带入思维共识中，并试图挑战它们。

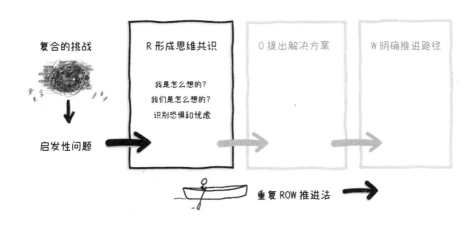

《贝奥武甫》故事的启示

　　《贝奥武甫》(*Beowulf*)的故事是一个优秀的商业案例。这是一千多年前由一位不知名的作者用古英语写成的史诗。丹麦国王赫罗斯加被一只名叫格伦德尔的湖怪所困扰。白天，人们在王国举办欢乐的宴会并交换礼物。然而，到了晚上，格伦德尔这只怪物会从深水中升起，把人们撕成碎片。这个故事有一个现成的隐喻。白天，领导者可能在处理事务时感觉一切顺利。但到了晚上，他们的"怪物"会在意识中崛起。他们的恐惧和忧虑威胁并恐吓他们，最终破坏了他们的努力。

　　国王雇用贝奥武甫来打败怪物格伦德尔。他成功地完成了这个任务。但在所有人庆祝他的胜利并入睡后，另一个怪物又从深水中出现，并开始大肆破坏。尽管表面上贝奥武甫获得了胜利，但是仍然有怪物潜伏着。

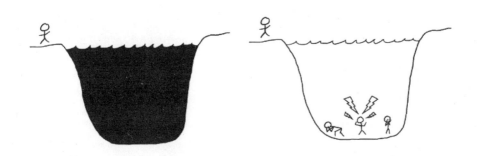

　　杰里·科隆纳(Jerry Colonna)是我的第一位高管教练，也是许多初创公司首席执行官的教练，他在恐惧和忧虑领域广泛开展工作。他将恐惧和忧虑称为"头脑中的怪物"。他提醒我们要认识到，日常生活中的具体挑战往往不是我们痛苦的根源；相反，我们的痛苦源于我们头脑中的怪物所产生的限制性信念。

领导者可能会谈论竞争对手或销售趋势，但他们往往不是真的被这些具体的挑战所阻碍。真正阻碍他们的是自己头脑中的怪物，这是一种在大多数对话中不会出现，但潜藏在他们自身意识深处的恐惧。这种恐惧会破坏他们的行动，让他们夜不能寐。这就是他们没有采取行动推进战略发展的未说出口的原因。为了促进有效的决策，领导者不仅需要直面自己头脑中的怪物，还必须帮助团队面对他们头脑中的怪物。

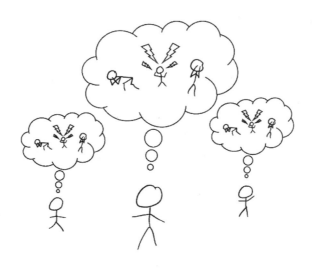

打破变革免疫

哈佛大学教育研究生院的发展心理学家罗伯特·凯根和丽莎·莱希设计了一个流程，帮助领导者识别那些阻碍他们实现目标的限制性假设背后的恐惧和忧虑。他们将这种阻碍内部目标实现的现象称为"变革免疫"。在进行个人和团队辅导以及促进大型团体变革时，我经常使用他们的方式。

打破变革免疫的第一步是确定一个具有挑战性的目标。举个例子，我培训过一位领导者，他希望自己在会议上不再打断他人。这类人的目标是"更好地掌握何时该说话、何时该倾听"。他们非常成功且智力超群，他们知道不合时宜的发言既是他们持续成功的障碍，也会影响他们所领导的下属的行为。尽管他们已经认识到了这一点并多次尝试改进自己的行为，但一直未能实现目标。

打破变革免疫的第二步，是帮助领导者确定他们所做的哪些具体行为会对实现目标产生负面影响。尽管前文这位领导者希望更好地了解在会议中何时该说话、何时该倾听，但他承认自己仍然会打断同事的发言，对议程上的每一个项目都有话要说，会迫使同事做出令人不愉快的决定，并在意见不一致时大声发表自己的看法。尽管他试图停止做这些事情，改变也会持续几天，但随后他会感到沮丧，又回到以前的方式。就像土拨鼠被自己的影子吓到一样，当初设定的挑战性目标会退回到领导者的脑海深处，只有在下一个失败的时刻才会再次浮现。每次尝试改变失败之后，领导者都会想："我怎么了？""难道我注定如此吗？"

打破变革免疫的第三步是一个独创性的步骤，是要求领导者挑战自己的恐惧和忧虑——那些阻止他们实现目标的头脑中的怪物。他们被要求"想象采取相反的行动，即阻碍他们实现目标的行为，然后确定引起自己不适、恐惧和忧虑的因素"。在他们表达出每一种恐惧和忧虑的过程中，就是在给每一个怪物命名。

例如，我曾指导一位有打断团队成员发言倾向的领导者。

我	如果你停止打断同事发言，你会忧虑什么呢？
领导者	我的观点会被最小化，甚至被遗忘。
我	如果你对议程上的每一项都没有话可说，你会害怕什么？
领导者	那样大家就会认为我不像一个领导者了。领导者需要在任何情况下都知道该做什么，而表现出不确定性会成为一个

弱点。

我 | 如果在你推动别人做决定前，允许他们有时间考虑自己的观点，你认为最糟糕的后果是什么？

领导者 | 这样会浪费时间。我现在已经有太多工作，很少有时间和家人在一起。

我 | 如果你用平静的语气承认自己没有把握，而不是大声地坚持，那又会发生什么呢？

领导者 | 作为领导者，需要激励同事行动起来。我担心同事会对我的领导能力产生质疑，这样我会变得无关紧要。

我在教练研究中从我培训过的领导者那里了解到他们的恐惧和忧虑，并列出了一份清单。各个层级的领导者都表达了相似的恐惧和忧虑：

- 我会失去掌控力 / 失去独立性 / 失去存在的意义。

- 我会感到压抑 / 感到孤独 / 依赖别人 / 失去自我。

- 我会变得不重要 / 不受欢迎 / 不被尊重。

- 我会被视为软弱者 / 容易受伤害。

- 我会惹怒或冒犯同事 / 受到指责 / 被视为无能。

- 我会无法控制情绪 / 感到自己是一个骗子。

- 我会没有足够的时间 / 失去与家人或朋友相处的宝贵时光。

- 我会不被倾听。

- 我会错失另一个机会。

- 我会被视为傲慢。

- 我已经超出了自己的能力 / 我的无能会暴露。

- 我会不被视为领导者 / 不堪重负 / 无法满足期望。

- 我将不能团结其他人 / 会导致团队分裂 / 会和团队脱节。

- 我会不够自律 / 没有灵感。

- 我会失去权力 / 无法成长 / 被视为不忠诚。

- 我会浪费自己的时间 / 无法实现自己的最终目标。

│ NOW WHAT？领导力行动指南 │

你与上述列举的哪些恐惧和忧虑产生了共鸣？这些恐惧和忧虑在你的决策及与同事的互动中是如何表现出来的？

在每一种恐惧和忧虑背后藏着一些潜意识的承诺，这些承诺是为了让这位领导者头脑中的怪物安静下来。比如，承诺不再被小觑和遗忘，承诺不再软弱，承诺不再浪费时间，承诺多陪伴家人……每一份承诺都阻碍了他们为实现艰难目标所必须做的行为改变。一方面，他们想变得更好，知道什么时候应该说话，什么时候应该倾听；但另一方面，他们又不想被漠视和遗忘，不想在别人眼里显得软弱或无关紧要，也不想失去和家人相处的时间。这种困境造成了他们对变革的免疫。

领导者的潜意识思维——他们的恐惧、忧虑和承诺与他们的目标相互竞争，阻碍了他们实现目标。

对于你和我来说，可能很容易看出这些领导者隐藏的承诺所引发的假设存在缺陷，比如他们需要高声说话并打断他人发言来证明自己的观点，否则就有可能被视为软弱和无关紧要。我们知道，当领导者倾听并承认他们不知道答案时，往往会提升人们对领导者能力的认知，而不是相反。我们也知道，打断别人发言并催促他们迅速做出决策可能会让同事感觉受到了攻击，并导致更糟糕的结果。

接下来给出几个我培训过的领导者所持有的一些限制性假设的例子，并提供一些简短的评论来重新构建每种观点。

如果我不进行微观管理，就会出问题。

分析： 自我约束以实现组织目标是非常重要的。但是，当这位领导者过度控制细节时，同事会错过学习必要技能的机会。这限制了同事的职业发展，也限制了组织扩大规模和满足新需求的能力。事实上，领导的微观管理可能是同事离职和组织难以吸引顶级人才的原因之一。

如果发生了不好的事情，那肯定是因为我做了某些事或没做某些事。

分析： 当然，有时候领导者的行为会导致意想不到的结果。但也许有时候，不好的事情的发生无关乎领导者的行为。即使领导者出于最好的意图并采取了最佳的行动，这个世界还是可能会发生变化。

如果同事发现我不知道该怎么做，我将失去他们的尊重。

分析： 也许当领导者在任何时候都表现出一副胸有成竹的样子，他们才会失去同事的尊重。

我需要保持忙碌状态，否则我可能因为生产力下降而面临失业的风险。

分析： 成为组织中的高效成员确实很重要。然而，在短时间内，如果一位领导者经历了离婚和父母去世。通过教练指导，这位领导者将能够获得宣泄和重新聚焦的空间和时间——事实上，他的同事也希望他这样做。他们担心如果自己花时间去抚平伤痛和呵护自己的心理健康可能失去工作，而这种忧虑来自他们自己头脑中的怪物。

为了凸显我的价值，别人的优先事项比我的更为重要。

分析：当一个领导者把别人的优先事项作为自己的优先事项时，他限制了自己成为最好的自己，也限制了同事的个人成长。

当我给出难以接受的反馈时，我可能会打击对方的积极性，或者激怒他们，由此可能失去一位朋友和同事。

分析：如果领导者富有同理心，真诚地为同事个人和职业发展给出反馈意见，这有可能加强双方工作关系的互动，促进团队合作。

如果我不鞭策自己去接受事物，我将无法成长。

分析：如果领导者持续地自我施压，可能会不堪重负，也不会成长。也许成长来自压力和休息的策略性结合。

我相信，一个陷入困境中的人会自己赶上来，不需要我采取具体的纠正措施。他应该能够自己解决问题。

分析：也许，这位领导者缺乏指导和监督能力，因为他们自己并不清楚如何更好地帮助同事实现职业发展。

领导者经常怀疑他们头脑中的怪物是否真实存在，他们可能知道自己的假设是错误的，但这些怪物利用恐惧和忧虑紧紧地抓住领导者，从而降低了领导者成功的可能性。当一位领导者深入自己的潜意识，并揭示头脑中的怪物时，他们就照亮了黑暗和压抑的观点。通常情况下，通过这个发现的过程，头脑中的怪物就会消失，领导者也就实现了自己的目标。

识别组织的恐惧和忧虑

团队和组织也存在着难以言喻的恐惧和忧虑，这些会妨碍其实现目标。

我与一些组织合作过，这些组织会派遣领导者前往妙佑医疗国际参加致力于提升员工幸福感的合作项目。在项目开始前，每个组织都花费大量的时间和精力来开展提升幸福感的项目。有些组织已经有所改善，有些组织则没有太多实质性的改变。每个组织都想提升员工幸福感，但有些情况下，尽管投入了时间和精力，情况却并没有改观。我帮助这些组织的领导团队判断他们是否有变革免疫。在一个项目中，我曾这样询问一个领导团队：

我	你们的团队做 / 没做哪些事情，阻碍了员工幸福感的提升？
领导团队	我们没有定期测评幸福感，也没有收集来自团队外部的意见。我们优先考虑了其他更加重要的问题。我们没有得到首席执行官的反馈，也没有向首席执行官寻求支持。
我	如果你们开始在组织中定期测评幸福感和职业倦怠，会忧虑什么呢？
领导团队	如果员工的幸福感没有得到提升，我们将受到指责。
我	如果你们要从团队外部获取信息，会害怕什么？
领导团队	我们可能会被不知内情的意见淹没。
我	如果你们优先致力于提升幸福感，团队最坏的结果是什么？
领导团队	我们会发现无法在提升员工幸福感的同时处理日常的紧急情况，一些关键的工作可能就会被忽视。
我	寻求首席执行官的反馈和支持会带来哪些忧虑呢？
领导团队	我们担心首席执行官太忙了，如果我们请求他的帮助，

会被视为软弱无能。

当你阅读这段问答时，可能发现自己的团队存在着类似的恐惧和忧虑。哪个团队会希望因改进不足而受到责备？哪个团队希望被各种意见淹没而无法处理日常紧急情况，同时被上级认为他们软弱无能呢？

有的团队认为一天的时间不足以在完成必要工作的同时努力达成挑战性目标。他们没有讨论过如何为提升幸福感的工作创造时间，同时还要留出时间处理紧急情况。他们也没有讨论过职业倦怠会浪费组织多少时间，因而导致员工流失率上升、工作质量下降和生产力降低。他们认为，如果向首席执行官提出他们面临的挑战会被视为软弱无能。团队从未向首席执行官提出过问题，也不知道首席执行官会作何反应，或对他们的能力有何看法。

有时候，像这样的假设是准确的。或许首席执行官真的是一个准备随时扑杀的报复心强的怪物——这种行为是广为人知的。但团队仍然可以有意识地讨论如何得到项目所需的支持，同时不至于跳入怪物口中。也许团队从来没有接受过来自团队外部个人的增值意见，但团队仍有可能找到一种有益而不是压制性的方式，将同事的建议融入工作中。当团队在行动之前讨论他们的恐惧和忧虑，识别潜在的限制性假设时，他们成功的可能性就会增加。

当我们审视这个领导团队的恐惧、忧虑和隐藏的承诺，然后再回顾他们提升员工幸福感的目标时，我们就可以理解为什么他们的策略会失败。他们的目标推动他们把一只脚踩在油门上，可是恐惧和隐藏的承诺却让他们把另一只脚踩在了刹车上。他们阻碍了自己前进的步伐。他们已经产生了变革免疫。

组织内的恐惧和忧虑以及与之相关的隐藏的承诺，往往在言语上难以表述，但它们真实且重复地影响着人们的行为。我们不会公开谈论它们，但会无意识地遵从它们。

即使世上有再多正确的决策，若你因害怕而不去贯彻实施，它们对你也毫无帮助。恐惧并不是你脑中的故事或水下的怪物，而是真正阻碍你实现最佳策略的障碍。它是一个你必须面对和克服的障碍。

在之前的章节中，你花了相当多的时间和精力与同事达成思维共识。请确保将同事的恐惧和忧虑也融入思维共识中。如果它们没有被明确表述出来，你仍然有时间在创建共同愿景之前补充说明。你可以问问自己："我们团队做或不做哪些事，会阻碍我们实现目标？"再问问自己："如果我们做了与这些行为相反的事，我们的恐惧和忧虑是什么？"将你的恐惧和忧虑添加到你们的思维共识之中。

在接下来的章节中，你将学习如何从思维共识创造共同的愿景。在你创建共同的愿景时，你和同事将就是否采取行动应对复合挑战达成一致意见，你将确保愿景能够符合组织的使命和核心价值观，并努力将隐藏在团队思维共识中的恐惧和忧虑所凸显的风险降至最低。

 本章概要

1. 我们的恐惧和忧虑就像头脑中的怪物一样，阻碍着个人和团队达成目标。

2. 打破变革免疫能帮助领导者识别那些阻碍他们实现目标的限制性假设，及其背后的恐惧和忧虑。

3. 通过明确定义恐惧和忧虑，个人可能会挑战与其相关的阻碍目标实现的假设。

4. 有时出于恐惧和忧虑做出的假设是有局限性的，但有时它们也是准确的。

5. 为了促进有效决策，领导者必须帮助团队发现和挑战恐惧和忧虑。

6. 恐惧和忧虑需要作为思维共识的要素来考虑。

YOU'RE
THE NOW
WHAT?
LEADER.

第 11 章

强化组织使命，
激发共同愿景

你需要一种向心力，把大家凝聚在一起，
让他们随着同一种节奏"跳舞"。在舞会上，
这种向心力是迪斯科球，而在组织中，这种向
心力是共同使命。

当你的团队决定采取行动时，
你需要一种向心力。

我们已经把离开舞池、步入包厢当作一种隐喻来思考决策过程是如何概念化的。但现在请花一点时间好好想想那个在舞池上方高高旋转着的迪斯科球，它将闪烁的光芒投射在舞者身上。有些事情只有在舞池中的迪斯科球开始旋转时才会发生。

我第一次参加舞会是在中学的时候。舞会有一个可预测的开场过程。我会早早到达，那里所有的灯都亮着。尴尬的青少年会成群结队地在大厅里走来走去，等待舞会的开始。我们中的一些人独自站在一边，徘徊不前。舞池里充满着犹疑。

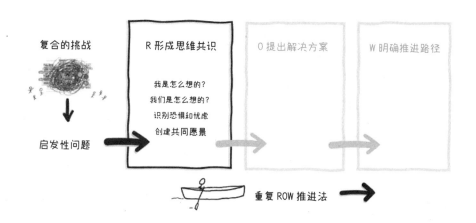

然后，随着 8 点的钟声敲响，主灯变暗，迪斯科球降了下来。音乐响起，是海鸥乐队或其他乐队的歌。聚光灯亮起，迪斯科球开始旋转，把它的射光照遍整个舞池，用它的能量将我们所有人聚焦在一起。随着迪斯科球的旋转，我们把不安全感抛到一边，进入舞池开始跳舞。迪斯科球和它那摇曳的灯光把我们所有人凝聚在一起。

这就是我们接下来要讨论的是关于凝聚力的体验——团队成员决定离开场边开始跳舞。在这一章中，我们将研究创建共同愿景的过程及其重要性。共同愿景是形成思维共识的最后一步。当你的团队决定采取行动时，你需要一种向心力，把包括害羞的人、成群结队闲逛的人在内的所有人聚集在一起，让他们随着同一种节奏"跳舞"。在舞会上，这种向心力是迪斯科球，而在组织中，这种向心力是共同愿景。

共同愿景是推动团队采取行动的决策过程中的第一步。这是你作为领导者召集众人围绕如何前进达成共识的过程。你将同事从分析过去、现在和想象中的未来引向制定具体计划。考虑到已经讨论过的内容，以及思维共识中嵌入的各种复杂视角，你的团队需要做出决定：采取行动有意义吗？如果有意义，你们应该如何共同前进？

在本章中，我们将讨论创建共同愿景的三个步骤。首先，你要将启发性问题转换成愿景陈述。然后，你要在愿景陈述中强化组织的使命和核心价值观。最后，当你采取行动时，要减轻组织的恐惧和忧虑。

鉴于思维共识，创建愿景陈述

在创建共同愿景之前，先要确定在复合的挑战中工作是否仍然有意义。考虑到思维共识中的各种观点和主题，以及与你一直在研究的启发性问题有关的优势、劣势、机会和威胁的不同意见，采取行动是否仍然有意义？

回顾本书引言中医院管理团队所面临的复杂挑战，管理团队正在考虑如何与心内科团队加强合作伙伴关系，并提出对双方都有利的方案。在基于多角度形成了思维共识之后，医院首席执行官问管理团队："鉴于我们的思维共识，我们致力于加强与心内科团队的合作伙伴关系是否仍有意义？"

鉴于思维共识，管理团队完全有可能决定不继续下去，认为将他们的时间和精力集中在加强与心内科团队的关系上可能不再有意义。他们可能已经发现在发展思维共识的过程中，有其他因素在起作用，情况的发展是管理团队最初没有注意到的，而此时一个更好的策略是暂停这一焦点，致力于一个完全不同的挑战。事实上，考虑到思维共识，他们意识到，如果过早地采取行动，可能会造成一个大问题——他们会损害与社区内其他几个医生群体努力建立的关系。"前进有意义吗"是一个重要问题。这个问题让团队有机会退后一步，考虑思维共识如何影响他们最初采取行动的本能；通过召集同事一起决定是否继续前进，领导者增加了认可和参与共同愿景的可能性。

另一方面，如果团队决定继续向前迈进，创建愿景陈述的第一步是将启发性问题转化为愿景陈述。

"我们如何与心内科团队合作，以加强我们的合作伙伴关系，并考虑互利的方案？"将转化为以下愿景陈述："我们将与心内科团队合作，加强我们的伙伴关系，做出互利的方案。"同样，"我们如何在充满挑战的财务时期留住顶尖人才并保持可观的利润率？"也将转变为一种愿景陈述："我们将在充满挑战性的财务时期留住顶尖人才并维持可观的利润率。"

在创建愿景陈述的过程中，你也可以缩小或扩大关注点。例如，"我们如何将技术团队和营销团队结合在一起，以建立协作工作流程？"可能会将另一个重要的工作组纳入愿景陈述来扩大范围："我们将把技术、营销和销售团队结合起来，以建立协作工作流程。"或者，营销团队可能有些杂乱，可以将最初的愿景缩小为："我们将把营销团队召集在一起，建立一个协作的工作流程。"

强化组织使命和核心价值观

创建共同愿景的第二步是处理和强化与组织的使命和核心价值观一致的行为。回想一下，在第 5 章中，我们讨论了领导者体现和塑造组织核心价值观的重要性。我们了解到，文化是企业价值观和员工行为的结合，并且我们注意到，一个组织的使命和价值观很容易相互脱节。现在，在制定了愿景陈述后，你必须首先测试愿景是否与组织使命一致，然后强调你的团队在前进过程中将体现的价值观。

与组织使命保持一致

如果你的使命是"教育全世界的孩子"，而你的愿景是"教育全世界的成年人"，你可能会考虑到这种明显的脱节。你可以问："我们的愿景陈述在什么方面支持了组织的使命？"当愿景和使命不匹配时，你需要调整组织的愿景或使命，以确定如何继续。否则，团队的行为和意图将越来越不一致。

体现核心价值观

在测试并确保愿景和使命之间的一致性后，下一步是强调你的团队在共同决定可能采取的行动时要体现的核心价值观，并使其人格化。

一项由唐纳德·苏尔（Donald Sull）、斯特凡诺·图尔科尼（Stefano

Turconi）和查尔斯·苏尔（Charles Sull）发表在《麻省理工斯隆管理评论》上的研究，从对 562 家大企业的抽样调查中得出了以下 10 大企业核心价值观：诚信（65%）、合作（53%）、客户至上（48%）、尊重（35%）、创新（32%）、责任感（29%）、社会责任（29%）、卓越（22%）、多元化（22%）、以人为本（22%）。

下面的例子显示了如何将愿景与核心价值观相结合。

- 我们将把营销团队聚集在一起，建立一个突出协作、尊重和创新的合作工作流程。

- 在充满挑战的财务时期，我们将留住顶尖人才，保持健康的利润率，同时强调我们的核心价值观，即多元化、诚信和以人为本。

- 我们将与心内科团队密切合作，加强联系，互惠互利。我们将以一种相互尊重、诚实互信、团队合作的态度进行工作，并承诺成为社区医疗资源的管理者。

NOW WHAT？领导力行动指南

你所在组织的使命和核心价值观是什么？你如何将它们融入共同愿景中？除了组织的核心价值观，你会考虑将哪些价值观添加到共同愿景中？

阐明并减轻恐惧和忧虑

在创建共同愿景的第三步也是最后一步，你应该指出那些具体的恐惧和忧虑，也就是隐藏的怪物。正如前面章节中讨论过的那样，要阐明它们，并在采取行动时有意说明你打算如何减轻和解决它们。

通常，恐惧和忧虑与第 4 章中讨论的心理健康方面相关。你的同事会希望确保团队的共同愿景与他们对目标感、自主性、个人成长、对环境的掌控、积极的人际关系和自我接纳等方面的感知相一致。当人们对不一致感到恐惧或忧虑时，这些恐惧或忧虑就需要得到解决。

例如，如果思维共识揭示了个体害怕失去自主性，以及担忧无法凸显个人对团队的价值，那么可以在共同愿景中解决这种恐惧和忧虑：我们将把营销团队凝聚在一起，建立一个合作工作流程，以增强自主性和团队合作意识，提升幸福感，并认可我们每个人带来的价值。我们将聚焦责任感、诚信和尊重的核心价值观来实现共同愿景。

NOW WHAT？领导力行动指南

思考团队的思维共识，反思你想要减轻的恐惧和忧虑，然后，看看如何避免或减轻这些在创建共同愿景时感知到的阻碍。并思考关于你和你的同事期望如何应对复合挑战，你们的共同愿景是什么？

桂格燕麦案例的启迪

让我们思考一下，你是如何将思维共识和共同愿景应用到我们在第 1 章中讨论的桂格燕麦的案例中的。回顾 1983 年，桂格燕麦公司的首席执行官过度依赖自己的专业知识，收购了斯纳普，因为他喜欢斯纳普饮料的味道。此次收购导致斯纳普的销售额暴跌，桂格燕麦损失了 14 亿美元。首席执行官在不了解将斯纳普整合到公司中所涉及的多样问题这一情况下做出了该决定，这给桂格燕麦带来了灾难性的结果。

想象一下，你是一名高管，被时光机带到 1983 年的桂格燕麦。是的，你的衣服有大大的垫肩，你可能在早上做有氧运动时听着奥莉维娅·纽顿－约翰（Olivia Newton-John）的歌曲。你也决定与首席执行官进行一次私下讨论。假设由于你的谈话，他决定不冲动地决定收购斯纳普，而是与他的团队合作运用 ROW 推进法，为决策提供信息。

你的团队围绕以下启发性问题创建思维共识："我们如何决定收购哪家饮料公司，以扩大收入增长规模？"你们在创建思维共识的过程中，出现了几个重要事项：

- 潜在的收购对象需要有强大的品牌。

- 净利润率需要大于 15%。

- 佳得乐的收购非常成功。

- 斯纳普是一个潜在的收购对象，并且饮料味道很不错。

- 尚未对其他潜在的收购对象进行调查。

- 斯纳普采用与佳得乐当前流程不同的本地对齐分销策略。

- 任何被收购的产品都需要适应我们的生产流程。

经过热烈的讨论，你的团队创建了以下初始愿景陈述："我们将致力于收购一家饮料公司，以扩大收入增长规模，并在我们的顾客中激发出健康、活力和能量。"

你通过在愿景陈述中添加一些声明来帮助团队解决几个感知到的风险："我们将确保此次收购产生超过 15% 的净利润率，充分利用我们的分销网络，并与我们的生产流程相适应。"

现在你已经完成了思维共识的创建。在第 8 章中，你通过明确自己对一个复合情境的思考开始了创建思维共识的过程。在第 9 章中，你引入了同事的观点。在本章中，你将团队凝聚在一起形成思维共识，并决定团队将如何前进。你从对过去和现在的讨论转向对未来的愿景。在制定共同愿景以确定如何推进时，要确保与组织的使命保持一致，强调核心价值观，并确保你在第 10 章中发现的恐惧和忧虑得到了缓解和处理。

在下一章中，你将把团队的共同愿景和思维共识的众多观点结合起来，集思广益，提出你和你的团队在采取行动时可能会有不同的选择。

 本章概要

1. 制定共同愿景是创建思维共识的最后一步。共同愿景是一种共识声明，描述了一个团队在复合的背景下希望如何推进。

2. 当一个团队从对思维共识的思考走向共同愿景的开发时，他们将展望未来。

3. 愿景陈述将关于复合挑战的启发性问题转化为你希望如何向前推进的陈述。

4. 在讨论了思维共识之后，你有可能会决定不再进一步处理该复合挑战。

5. 愿景陈述要与组织使命保持一致。当愿景与组织使命不一致时，必须重新制定愿景或使命。

6. 共同愿景突出了领导者和同事在采取行动时将体现的组织核心价值观。

7. 识别恐惧和忧虑，并有意在共同愿景中减轻它们。

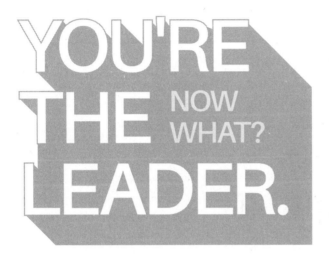

YOU'RE THE LEADER. NOW WHAT?

第 12 章

生成更多备选方案，
增加决策成功率

《令人惊讶但真实：组织中一半的决策失败了》提到，在有更多的备选方案时，决策的成功率能从 48% 上升到 68%。

当你有更多的选项，
成功的可能性就会增加。

现在到了一个十分有趣的部分。在经历了种种努力，包括思考目前的现实情况和未来的愿景之后，我们终于到了为未来制订具体计划的时候了。这是 ROW 推进法中让大多数领导者感到最舒适的一步。现在，你已经不再是那个小包厢注视下面的观察者了，你开始积极地指出事情可以如何改变。

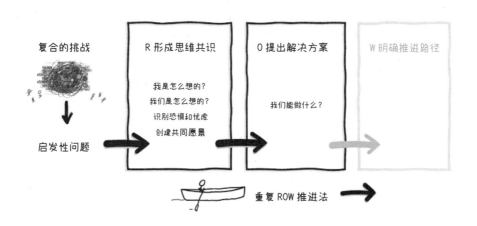

本章的首要目标是帮助你为未来的行动生成多个备选方案。当你有更多的选项，成功的可能性就会增加。然后，在你为未来可能的行动创建了一长串想法清单后，将其精简以确定你想实施的具体方案。在本章的最后，你将学习如何克服团队决策中的一些挑战：当团队成员无法形成共识时，你该怎么做？如果有人强烈反对，你该怎么做？最终决定该由团队还是领导者做出？

生成更多备选方案

还记得保罗·纳特吗？他是第 3 章提到的俄亥俄州州立大学的教授，他指出，当领导者让其他人参与到决策过程时，决策成功的可能性会增加。他的文章《令人惊讶但真实：组织中一半的决策失败了》（*Surpiseng But True : Half the Decisions in Organizations Fail*）应该会让任何一个领导者在思考如何做出决策时感到不寒而栗。他的研究表明，企业领导者只有 29% 的决策考虑了多种备选方案，然而，在有更多的备选方案时，决策的成功率从 48% 上升到了 68%。考虑多种备选方案的过程增加了决策成功的可能性，并降低了决策失败的可能性。

生成多个备选方案可以始于让每个团队成员各自思考这样一个问题："鉴于我们共同的愿景，未来可以做些什么呢？"然后让每个人以要点的形式安静地写下脑海中出现的每一个选项。这种方法反映了在思维共识中生成独立视角的过程。这一过程的目标是为解决方案创造更多不同的想法，因为你不想陷入少数有说服力的人的盲点之中。

接着，让每个团队成员分享他们的想法。当每个团队成员分享他们的想法时，他们脑海中的方案就会被所有人看到。在这时候，不要对任何新想法的利弊发表意见。此时的主要目标是产生更多的可能性，而论证这些想法的可行性会在后面进行。

分享想法的具体流程取决于房间里参与者的人数和彼此信任的程度。有些想法可以公开讨论或在小组中共享，但保护提出每个想法的人的匿名性也很重要。关于保护个人匿名性的建议，可以参考第 9 章，如使用便利贴和选择公正的记录员等方法。

备选方案示例

先回想一下医院管理团队的共同愿景："我们将与心内科团队密切合作，加强联系，互惠互利。我们将以一种相互尊重、诚实互信、团队合作的态度进行工作，并承诺成为社区医疗资源的管理者。"

医院管理团队写了一系列备选方案，每一个新的备选方案都展示了团队可能追求的不同发展方向。这些方案包括：

- 建立一个新的心脏导管室。

- 提高每个操作流程的准时率。

- 周末和晚上也提供医疗服务。

- 建立初级保健医生转诊体系。

- 学习其他医院的最佳临床实践经验。

让我们再回到桂格燕麦收购斯纳普的故事。此次收购仅仅是基于一位高管的直觉，但结果证明这笔交易对两家公司来说都不理想。如果桂格燕麦团队当时能有更多的备选方案，结果会如何呢？公司高层团队将从考虑一个单一的方案（收购斯纳普）转变为在头脑风暴中生成更多的备选方案：

- 收购斯纳普。

- 研究其他潜在的收购对象。

- 收购一家拥有多个控股股份的大型饮料公司，而不是一个单一的

213

品牌。

- 开发一个瓶装水品牌。

- 延伸品牌的产品线。

有了这个备选方案清单，也许桂格燕麦会做出一个不同的、成本更低的决策。分享可选的方案通常会让一个团队思考更多的潜在选项。一旦这些建议产生，一定要确保其被列为备选方案。

三类备选方案

有一个备选方案没有写在上述两个例子中，这通常是所有人应对复合问题的第一类选择：什么都不做。你什么都不做，并试图维持现状。即使你同意第11章的观点，想要推进一个共同愿景，但你可能仍然想要"什么都不做"。是的，即使到目前为止，你们已经完成了所有的工作——权衡观点和设想、达成一致并处理分歧、发现盲点，但团队中可能仍然有些人认为维持现状就很好。如果你不在备选方案清单上体现他们的倾向，他们的抵触情绪将在暗中浮现。

我在培训中常提这样一句话："如果你想保持原样，你就无须做出任何改变。"在考虑各种备选方案时，请记住这一点并把它写下来："我们可以什么也不做。"

NOW WHAT？领导力行动指南

什么都不做会产生什么风险？如果你试图保持现状，未来会变成什么样子？

除了什么都不做之外，通常还有另外两类常见的备选方案：第二类方案涉及执行某个特定的任务，第三类涉及寻求更多信息。

建议执行特定任务的备选方案示例：

- 收购斯纳普。

- 成立一个工作组来启动远程医疗计划。

- 创建一个针对市场营销的工作流程。

- 创建人工智能工作小组。

促使对未解决问题展开深入调查以寻求更多信息的备选方案示例：

- 调查饮料行业寻找符合我们标准的潜在收购目标。

- 与当地经销商进行 ROW 推进法流程合作。

- 研究高效营销团队的最佳实践经验。

- 审视内部接收流程的需求和能力。

带走愿望的决策精灵

有时我们会陷入困境，比如本能地专注于我们想要做的事情，很难考虑其他想法。在这些情况下，我们只能看到一个方案："我们需要或不需要收购斯纳普。"或者"医院是否需要建立一个新的心脏导管室。"

奇普·希思（Chip Heath）和丹·希思（Dan Heath）所著的《决断力》（*Decisive*）一书介绍了一种我在工作或是指导别人时经常会使用的方法，甚至我在网上购物时也会使用这种方法——"消失的方案"测试。这是一种当我们本能地陷入困境时促使我们生成多种方案的方法。这种方法借助了精灵这个角色，但不是这本书作者所说的普通的精灵，即那种能实现愿望的精灵，而是借助了一个古怪的精灵——会带走愿望的精灵。

普通的精灵｜ 　你有什么愿望？

首席执行官｜ 　我想收购斯纳普。

普通的精灵同意了这个愿望。然后斯纳普的销售额暴跌，他们的分销商纷纷反抗，最后这位首席执行官失去了他的工作。

收购斯纳普的例子是一个"小心你的愿望"的故事。我由此想到了另外一个例子：有人向普通的精灵许愿要 100 万美元，这个愿望被实现了，然后 100 万美元的硬币从天上掉下来，砸死了这个"幸运"的家伙。

相比之下，古怪的精灵能理解复杂事物的细微差别。古怪的精灵不会实现愿望，而是消除愿望。

首席执行官｜ 　我想收购斯纳普。

古怪的精灵｜ 　不行。你还想做些什么呢？

首席执行官｜ 　我想收购一家拥有几个知名品牌的大型饮料公司。

古怪的精灵｜ 　不行。你还想做些什么呢？

随着古怪的精灵一个个消除了愿望，潜在备选方案的清单也越来越长。当我们陷入困境时，消除一种可能性就会激发创造力。例如，古怪的精灵会说明每一次收购的机会成本。

我｜ 　我想点击这个购买选项，购买这个我刚刚看到的大型厨房用具来做这件我从未做过的事情。

古怪的精灵 | 不行。你还想做些什么呢？

我 | 我可以攒女儿的大学学费。我可以先在没有工具的情况下学习烹饪。我可以读读关于烹饪的文章，找到一些我能用上的资料。

我改进了古怪的精灵对话法，在我帮助领导者生成更多备选方案时，使它变得更加实用。

首席执行官 | 我想收购斯纳普。

我 | 这是个好主意。但让我们想象一下，如果你不这样做，你还能做些什么呢？

首席执行官 | 我想收购一家拥有几个知名品牌的大型饮料公司。

古怪的精灵 | 这也是个好主意。但让我们想象一下，如果你不这样做，你还能做些什么呢？

当你的团队分享想法时，给他们讲讲古怪的精灵的故事，并通过将每个想法写在潜在备选方案列表上来进行回应，然后说："这是个好主意。但让我们想象一下，如果你不这样做，你还能做些什么呢？"

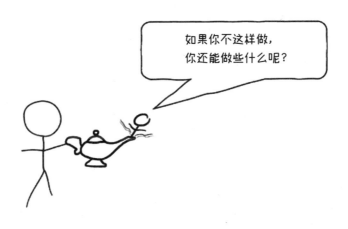

从多个备选方案中做出选择

在生成了一系列想法之后，接下来就要探讨每个备选方案的利弊了。询问这个方案的好处、弊端、局限性，以及是否还有更好的方案这几个问题，可能有助于讨论。

在讨论了每个备选方案之后，需要选择将执行的特定方案。我常用的一种方法是让每个人选出他们最喜欢的三个方案，并进行投票提交。然后，当你统计完选票后，就会很清楚哪个方案最受支持。随后的讨论或投票可能会进一步减少备选方案清单，从而最终确定团队将付诸行动的方案。通过这一步，团队会选出 3～5 个备选方案，形成一个较小的最终列表。当团队处在准备付诸行动的阶段，如果备选方案列表太大可能会产生不必要的复杂性。

也就是说，无论决策过程进行得多么顺利，你都有可能在这个过程中遇到具有挑战性的情况。让我们来看看一些常见的问题和解决方法。

"我们肯定做不到"

记得第 4 章中那个总是闷闷不乐的叫格鲁姆的家伙吗？他会惊呼："我们肯定做不到！"他的朋友会微笑着说："乐观点，格鲁姆。"格鲁姆会回答："我很乐观，但是我们不可能做到！"

你很有可能会和像格鲁姆这样性格的人一起工作。当他们说某件事"永远行不通"时，你需要把自己的情绪放在一边，去审视这种悲观中是否存在机会。也许你有机会在共同愿景的陈述减轻他的忧虑，也许你需要更多的信息并扩展你们的思维共识，或者，也许不管情况如何，格鲁姆天生就是悲观的。你可以重复格鲁姆的忧虑，或者把它们写下来，让所有人考虑一下，然后继续前进。我们要从格鲁姆那里获取有益的东西，但不要过于关注格鲁姆本身。

沉默的大多数

比格鲁姆的"这永远行不通"更艰难的情况，是当一个领导者声称自己代表许多人表示他们"完全反对这个选择"。例如，当组织中工程团队的负责人大声说："工程师们永远不会同意这个决策！"很有可能，这个人并没有真正代表"所有工程师"——这些沉默的大多数人的观点。工程师们可能只是根据领导者过滤后的观点和恐惧而对情况产生了有局限的印象，也可能完全不知道他们被认为不同意的决策是什么。

当沉默的大多数被提及时，这标志着一个与相关群体直接接触的机会。你想要代表他们对共同现实的认知，这使得他们的个人意见至关重要。扩展后的思维共识将帮助管理团队确定更好的备选方案继续前进，并能平衡强大而单一的恐惧声音。

重重阻力

在确定解决方案的过程中，关注那些意见一致的人，而不是阻力。一些个人、团队和组织已经支持了你的共同愿景，他们希望能够发挥作用，而且他们看到了新方向的潜力。他们是你的早期支持者，是你的第一批追随者。有的人则不那么确定，他们会感到不舒服，或者也可能坚决反对你的决策。他们是由一个名叫格鲁姆的领导者带领的沉默的大多数。他们是阻力。

让我们假设一下，如果北部区域的技术团队反对，但南部区域的技术团队支持，那你就可以先与南部区域的技术团队合作，最大化提高解决方案的成功率，并尽早取得胜利。

在你担任领导时，无疑你将面临阻力。请不要把注意力集中在阻力上，因为你不太可能很快地改变抵抗者的想法。从阻力中学习，并且把重点放在与你意见一致的第一批追随者身上。

关注同行者

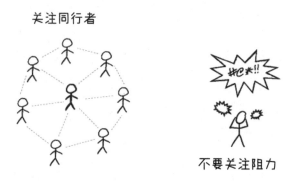

不要关注阻力

平局投票

在医生管理层中有一个笑话："在医生群里，9 票赞成 1 票反对的投票结果叫什么？"答案是："平局投票。"因为一旦听到有人投了反对票，所有人都会停止他们正在做的事情，取消投票结果，然后重新开始讨论。这可能意味着无法达成决议。在复合的情况下，不要期望前进的方向能被全票通过。事实上，如果投票结果一致，情况可能只是复杂而不是复合。因此，备选方案的票数可能相当接近。

当存在重大分歧时，你可能希望选择寻求更多信息的方案，而不是具体的行动任务。然后，你就可以把调查的结果带回团队进行反思。另一方面，有时尽管存在重大分歧，但你仍必须采取行动。这时领导者需要站出来，基于共同愿景，做出可能令部分人不舒服但有根据的决定。在这种情况下，领导者最好是选择小规模的实验性行动。我们将在下一章中进一步讨论这个问题。

领导的决定

值得指出的是，由团队还是领导者做出最终决策完全取决于组织的文化。一些组织在决策过程中高度协作，在这种情况下，决策通常由团队来做出。有时决策涉及一个更小的团队，例如，一个执行委员会；有时决策涉及一个更大的团队，比如整个部门。在一些组织中，只有一个领导者可以做最终决定。无论如何，在这两种情况下，ROW 推进法的过程都会给决策者展示一个复合的局面，拓宽构成思维共识的视角，提高成功的可能性。

> ┤ NOW WHAT ? **领导力行动指南** ├
>
> 据你预测，在走向决策的过程中你会面临哪些具有挑战性的情况？你该如何在情况发生之前化解它呢？如果你需要投出决定性的一票，这对你来说有多难？

在最后一章中，你选择的每一个方案都会成为一个要实现的目标。你将确定团队中的关键成员，指定专门负责每个任务的人，确定每个目标的关键结果，确定时间表，并决定如何展示进展。最后，当你向前推进每个目标时，你就获得了"数据"这一新的知识和视角来帮助你适应这个复杂的世界。你将这些数据反馈到思维共识和 ROW 推进法流程中，以创建新的目标，这将增加你在复合环境中走向成功的可能性。

 本章概要

1. 生成多种备选方案，以增加决策成功的可能性。

2. 首先，每个人独自考虑未来可能采取的行动。然后，共享各自的想法，为团队生成一系列的备选方案以供参考。

3. 备选方案有三类：什么都不做，维持现状；执行某个特定任务；寻求更多信息。

4. 使用"消失的方案"测试作为生成多个备选方案的方法。使用这种方法，你可以想象删除潜在的备选方案，这促进了其他备选方案的诞生。

5. 讨论每个备选方案的利弊，然后选择团队确定的方案。选择方案的一种方法是让每个成员选择他们最喜欢的三个方案，然后从剩下的较小的备选方案清单中做出决定。

6. 具有挑战性的情况可能意味着需要进一步调查共享信息，认识到不太可能全员达成一致，以及承认恐惧在决策过程中的表现方式。

7. 最终的决定可以由团队或领导者来做出。

YOU'RE
THE   NOW
         WHAT?
LEADER.

第 13 章

确保推进，
跟踪每个行动的进展

最好将目标团队保持在一个较小的规模，
团队人数在 2～5 人之间最好。否则，它更
像是一个松散的委员会而不是一个团队。

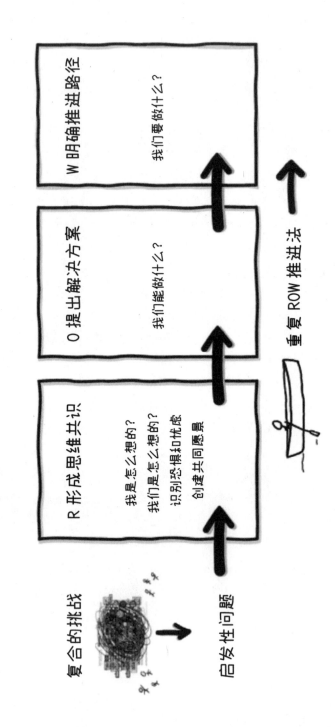

也许决策过程中最危险的时刻，是每个参与其中的人走出会议室，回到他们的日常生活时。正是在这个时刻，你刚刚花费时间、资源和脑力制定的决策面临着最大的风险。就在这个时刻，你来之不易的创造成果将面临外部世界的冷酷现实。你感到担忧，这个决策能存活下去吗？

我们都见过这种情况的发生。一个团队努力地构想出了一个伟大的想法，甚至是一个完整的执行计划，但当会议结束时，"魔力"消失了。这个决策成了日常生活的背景，事情也没有继续向前推进，这个决策曾有的潜力最终无法实现。

这就是 ROW 推进法框架中必须包含"推进"一词的原因。这是决策过程中经常被忽略的一部分。仅仅做出一个好决策是不够的，领导者需要一个框架来做出这个决策，并支持其付诸行动。想法是需要向前推进的。在本章中，我们将阐述领导者如何确保决策中的"推进"部分不会被忽略。这些关键步骤将有助于确保你新制定的决策能继续向前推进。

OKR 协作式目标管理方法

目标和关键结果（OKR）是许多硅谷著名的公司所选择的协作式目标管理

方法。OKR 最初的概念来自英特尔公司的前首席执行官兼董事长安迪·格鲁夫（Andy Grove）。约翰·多尔（John Doerr）是一位著名的风险投资家，也是格鲁夫管理科学研讨会的学生，他向谷歌的创始人推荐了 OKR。这种方法成为谷歌管理过程的重要组成部分，并传播到旧金山湾区的其他科技公司。

在 ROW 推进法中选择的每一个方案都将成为要实现的目标。每个目标都代表着你未来要做的事情。例如，如果你选择"提高远程医疗利用率"这一方案，那么你的目标之一将是"提高远程医疗利用率"。

对于每一个目标，你都需要定义它的关键结果，以描述如何知道你已经实现了该目标。你如何知道你提高了远程医疗的利用率呢？一个关键的结果是将 10% 的门诊随访从现场问诊转为远程问诊。

目标：我们要做什么？

关键结果：我们如何知道已经实现了目标？

关键结果可以是一个指标或一个里程碑。

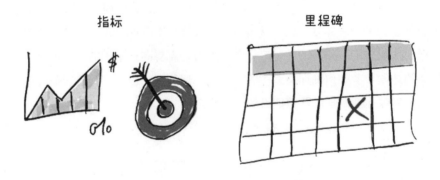

指标   里程碑

指标。指标为你的目标定义了一个具体的定量结果。它可以是增加或减少，可以是出现或消失，可以是建立或维持等，并确定一个具体的数值结果。
例如：将收入增加 15%；成立一个由 5～7 位创始成员组成的机器学习工作组；
为机器学习工作组设定至少 3 个初始目标与关键结果。

里程碑。里程碑定义了一个具体的二元结果——一些你做或不做的事情，
它们通常可用于那些涉及寻求更多信息的目标。例如：应用系统升级；与销售
团队共同运用 ROW 推进法；确定接收流程的基线容量。

一般来说，每个目标会有 3～5 个相关的关键结果。

目标：提高公司内网的实用性。
关键结果：

- 实现搜索引擎的改进。
- 改进主页的设计和布局。
- 减少 20% 的主页加载时间。
- 增加 35% 的主页访问率。

目标：提高对每位同事的成就的认可度。
关键结果：

- 创建每周时事通讯以确定每位同事的重要成就。
- 每月的部门会议上强调每位同事所取得重要的成就。
- 每季度至少 1 次在每周时事通讯中表彰每位同事的具体成就。
- 将领导行为认可度指数提高到 25%。

目标：将差旅费用降低 35%。
关键结果：

- 采用新的差旅费用记录软件。
- 为每个工作组建立按类别划分的差旅费用范围。

- 审核每次差旅费用比各自工作组平均值高出 1.5 个标准差以上的同事的差旅费用。
- 确定最需要削减的三大差旅费用类别。
- 每季度发布差旅注意事项。

每个目标中的每个关键结果都应该指定一个直接责任人（drrectly responsible individual，DRI）来确立和维护它，并确定关键结果应该完成的具体日期。每个目标团队（objective team，OT）应定期（例如每月）向其上级报告他们在推进过程中的结果和发现。为了实现每个关键结果，领导者很可能需要指定不同的直接责任人。

指定直接责任人，确保行动推进

我会为领导者举办团队培训，旨在解决他们所在组织面临的复合挑战。在这些培训中，他们可以相互了解和学习，了解其他团队所面临的独特挑战。在一次培训中，一群充满活力和智慧的领导者展现出了出色的团队精神。他们非常好相处，并且很快与其他组织的团队成了朋友。他们在培训中完成了至关重要的工作，即形成思维共识，并选择向前推进的方案。然而，培训结束后，各个领导团队回到了自己的组织，他们的决策却分崩离析了。

当我去了解他们的情况时，我可以看到他们失败的所有证据。他们即将错过自己定的最后期限，但他们什么也没做；他们的工作最多只能说是零散的。我通过视频会议将他们聚集在一起，想弄清楚问题出在哪里。"谁是直接责任人？"我问道。

一片沉默。他们面面相觑，想知道谁会先开口。没有一个人对任务的完成情况承担直接责任。虽然决策在他们每个人的头脑中占据着一定的空间，但任务难以完成。他们每个人都喜欢一起工作，每个人都想完成任务。然而，每个人都陷入了每天新出现的问题中，任务被一次又一次地推迟。他们有想要取得成果的愿望，但缺失跟进的行动。

每个决策都需要一个负责人，他需要将一个经过深思熟虑的概念转变成基于行动的现实。当一个目标无人问津、陷入沉寂时，这个目标就处于危险之中。每个目标都需要一个守护者来保护它、呵护它，并助它成长。团队需要指定一个直接责任人来推动决策向前发展。

亚当·拉辛斯基（Adam Lashinsky）在《苹果：从个人英雄到伟大企业》（*Inside Apple*）中，用了几段来介绍直接责任人的概念，以及这种方式如何在公司内部促进创新和卓越。书中写道："'在苹果，任何有效的会议都会有一份行动清单，'一位苹果前员工说道，'在清单旁边会标注直接责任人的名字。'每个任务都会分配一个直接责任人。"

直接责任人是被指定负责每个指定目标和关键结果的人，以确保团队产生结果，他们会监督并满足每个任务的需求。直接责任人帮助团队应对各种常见问题，这些问题可能会拖延或破坏一个好的决策。如果决策面临机械或工程等专业性问题，直接责任人可以让团队继续研究解决方案，直到找到合适的解决方案。直接责任人减少了团队成员因"谁负责这件事"而产生的压力。每个成员都与直接责任人合作，专注于自己的具体任务，而不用担心其他团队成员在做什么。在快节奏的组织中，直接责任人也可以防止在忙碌中丢失好的想法。

不要把为每个目标指定直接责任人的行为与为项目团队成员任命的"领导者"混淆。直接责任人是完成任务所需行动的守护者或倡导者，而不一定是工作组人员的领导者。目标团队中的每个人仍然有他们的主管也就是这一目标的"领导者"，无论是在项目团队内部还是外部。

尽管每个决策都需要一个直接责任人，但指定直接责任人可能比人们想象的更加复杂。在当今强调协作和团队合作的商业文化中，指定责任人的过程有时可能看起来有悖直觉。当我们研究矩阵式组织和自我管理型组织的潜在绊脚石时，可以看到在没有直接责任人的情况下，决策可能会被遗漏。

矩阵式组织中的直接责任人

在矩阵式组织中，一个人可能向多个管理者汇报。例如，一位工程师可能向技术部门的主管经理报告，也可能向市场营销部门的另一位经理报告针对特定产品的工作。因此，主管经理的角色非常重要，要确保每位直接下属在整个矩阵中完成工作所需的时间和资源。主管经理需要与他们的直接下属和直接责任人合作，协调各方以最有效地利用直接下属的时间和资源。例如，一位工程师不可能将他 60% 的时间用于由他的主管经理监督的技术项目，并同时期望他将 60% 的时间用于由市场部经理监督的跨职能营销项目。

自我管理型组织中的直接责任人

自我管理型组织避免了传统组织层级结构中那种严格的自上而下的管理结构。他们避开领导者层级图的形式主义，依靠动态组建团队来完成工作。自我管理型组织会根据工作需要调整其设计并进行自我管理，以鼓励灵活性和创新。在自我管理型组织中，领导职责和任务分配会根据工作需要而改变，但需要确保每个任务都有负责人。虽然个人会对其特定任务负责，但仍需要有人作为直接责任人。直接责任人"负责"该项目，以确保达成团队的目标并使项目与更高层次的组织目标保持相关性。如果没有直接责任人，任务可能会停滞不前。

对于任何团队来说，第一步是为每个目标确定直接责任人，即使这似乎违反了协作和团队合作的概念。没有什么比制订一个伟大的计划后却发现什么都没有做，而所有人的时间都被浪费了更糟糕的了。直接责任人有助于避免发生这种不幸的结果。

组建目标团队并确定成员

现在你已经确定了每个目标的直接责任人，你还需要确定每个目标团队的成员。每个目标团队需要在既定的解决方案中推进工作。这确保了每个目标都有直接责任人和实现所需结果的同事。

目标团队可以包括任何人。有些同事可能全程参与了 ROW 推进法的决策过程，有些同事只参与了目标的实施过程。团队中是否应该包括客户代表或者法务人员、工会代表？你应考虑更多可能性，组建能够完成目标的团队。

你如何决定添加哪些人到目标团队？可以考虑以下问题："直接责任人需要与谁合作才能完成任务？""目前团队中的每个成员为完成任务带来了什么？""团队的方法还存在哪些不足？"。

最好将目标团队保持在一个较小的规模，团队人数在 2 ～ 5 人之间最好。否则，它更像是一个松散的委员会而不是一个团队。当目标团队变大时，例如时间安排冲突的问题就会成为大问题。团队成员可能要出差，可能有其他任务，还要参加其他委员会的会议，或者他们只是单纯地失去了专注力。小团队的同事之间更容易合作。他们可以在紧急情况下互相寻求帮助，不太可能摆脱责任并假设其他人会填补空缺。

目标团队的每个成员可以独自负责分配给自己的任务，也可以领导其他人来完成每个目标的具体任务。例如，目标团队中的销售人员可以与更大规模的销售人员和客户经理团队一起工作，以完成任务的特定部分；然后，随着每个任务的完成或遇到障碍，这些团队领导者会将其发现的问题带回目标团队进行讨论。当目标团队以这种方式工作时，将减少那些"仅为让每个人了解情况"的消息，这类消息在效率低下的组织中经常困扰着团队成员。当目标团队高效运作时，能减少耗时的全员会议的需求。关键人员根据项目的具体需求定期会面并解决问题，目标团队研究任务需求并保持快速反应、灵活应变。

有时，ROW 推进法的决策过程会由单人团队（你）执行。在这种情况下，你可以将目标和直接责任人分配给其他人，或者你可以决定独自完成 OKR。

安排项目日程，灵活响应改变

一旦确定了直接责任人和目标团队，就可以开始进行大家最（不）喜欢的"游戏"——日程安排。在线日历等技术可以帮助你完成这项工作，但无论如何，都请不要跳过这一步。先从显而易见的问题开始：我们什么时候开始？理想情况下应尽快开始，以避免因拖延而减弱士气。但无论是哪个日期，都要将其写下来，然后与同事一起制定细节。

- 什么时候会面？

- 会面的方式是什么？是面对面还是通过视频会议、电话会议、项目管理 App？

- 谁来安排会议？一般来说，直接责任人会负责确保会议安排妥当，并保持流程顺畅。然而，这个问题的潜台词是：每个目标团队成员的日程安排具体由谁负责？每个团队成员是否负责自己的日程安排，还是由行政助理负责协调安排？如果目标团队成员不是那些负责安排会议的人，那么联系他们是没有意义的。

记住，目标团队是需要向管理团队报告结果和日期的，一定要安排足够的时间来展示进展情况。另外，一定要尽早开始工作。特别是在小型组织中，很有可能管理团队的成员也是目标团队选择的任务成员。在这种情况下，一定要注意不要过度劳累，让彼此不堪重负，要对每个人肩负的工作量保持现实的看法。如果可能的话，找到其他人来接手责任或暂停其他优先级较低的项目和会议。在团队只有几名成员的情况下，考虑为每个任务轮流指定直接责任人，而不是每个任务都是同一个直接责任人。

在实际可行的情况下，目标应该并行推进而不是依次进行。这样做的目的是一次性提出多个目标，将它们同时放入复合的环境中，而不是一次只追求一个目标，然后看看会发生什么。

例如，一个目标团队可以负责处理某个特定任务，一个目标团队负责研究一个开放性问题，一个目标团队则完成另一个不同的目标。

完成任务后（或在适当的检查期间），每个目标团队需要向管理团队呈现他们的结果。目标团队的工作为管理团队提供了数据和视角，而这些可能会被添加到不断演变的思维共识中，团队在制订下一步计划时会考虑它。

尽可能并行完成目标，因为依次完成目标会不必要地延长决策过程。你的目的是灵活且响应迅速，快速学习并适应不断变化的复杂环境。

NOW WHAT？领导力行动指南

你将如何确保目标团队的每个成员拥有完成所选方案所需的时间和资源？

因人而异进行任务委派

在团队组建过程中，任务失败最常见的原因是任务委派错误。在组建新团队时，你可能需要将任务委派给以前没有合作过的同事。你知道他们的经验水平吗？你和团队成员是否已经就任务的具体要求达成共识？你的同事会准时完成任务吗？现实情况是，你通常不知道这些问题的答案。

委派任务并不总是像简单地说"你做这个"那样容易。在委派任务时，你需要考虑具体委派什么任务，以及足够了解被分配任务的每个人的能力水平。你要基于对每个同事的信任和熟悉程度委派任务，并及时检查任务进展情况。在分配任务时，请考虑以下三个委派级别。

级别一：勾选式委派——"照这样做。" 这是最简单的委派级别。你委派了一个非常具体的任务，要求以特定的方式完成。例如："从美国劳工统计局获取我们所在的都市区数据库专家的平均薪资，并与纽约市进行比较。""与客房部员工会面，获取他们对当前流程的机会、弱点和风险的看法。""与我们的监管律师会面，获得他们的批准。"

这类任务就像待办事项清单上的勾选项目。你设置一个具体的日期，并查看同事交付的结果即可。

级别二：思考建议式委派——"想个方案给我。" 这类任务需要多个步骤和决策点。你给某人一个主题，他收集事实并考虑方案，然后与你讨论他的结论并建议团队应该如何继续推进。例如："确定我们应该使用什么软件和硬件来加强远程工作。""建立一个流程，确保在实验室出现重大异常数值时能联系上患者。""考虑收购斯纳普的机会成本，并向团队提出建议。"

虽然这是更高级别的委派，但你仍然是决策过程中的重要部分。你的同事会筛选出可能的方向，给出他们的方案，然后你们一起做出决策。

级别三：完全式委派——"这就是你的项目。" 让某人成为项目的责任人，他们对项目完全负责并被完全信任。他们可以独立做决定、想方案、完成任务。例如："我任命你为我们新的远程医疗部门的主席，你可以在预算内建立团队并开始工作。""我们需要你来组织年度公司培训。""你负责我们公司的西南地区。"

这是最高级别的委派。你提供愿景和明确的目标。你作为一种资源随时提供支持，并进行偶尔检查。但是他们负责这个项目。

你对某个人越熟悉、越信任，你对那个人使用的委派级别就应越高。当你刚开始与某人合作时，常见的是使用一级或二级委派，你经常检查进度，帮助同事确保任务完成。随着问题的出现，你有机会教导你的同事、吸取经验，并在必要时进行任务调整。

让我们退后一步，仔细思考每个任务应该由谁负责。你要清楚地了解哪些任务需要你完成，哪些需要你分配出去。把每个团队任务视为个人待办事项的领导者会面临被压垮的风险，还可能疏远团队成员。现在可能是个好时机，回顾我们在第 10 章中讨论过的管理者的恐惧和忧虑。

- 待办事项（To-Do）：需要你完成的任务。

- 他们的待办事项（Their-Do）：你委派给其他人去完成的任务。

- 我们的待办事项（Our-Do）：需要和多个同事一起完成的任务。

- 不做事项（No-Do）：你和同事为实现优先事项而放弃的事情。

- Do-Be-Do-Be-Do：在你有意识、有效地委派和分配任务时，你的脑海会中响起这样的旋律。

| NOW WHAT？领导力行动指南 |

你将让谁参与分配的工作？他们需要什么时候参与进来？你如何才能最有效地利用他们的时间？

你将为执行每个任务的每个成员委派什么级别的任务？

在探索复合性中向前推进

在你向前推进时，至关重要的是将每个目标和关键结果视为一个实验，跟踪每个行动的进展，与同事分享你的发现和结果并快速迭代。

从失败中快速吸取经验和教训

管理科学教授保罗·纳特告诉我们，即使在最佳情况下，即从多个视角产生了多个备选方案，决策失败的概率仍超过 30%。所以我们的目标是从失败中快速吸取经验和教训。每个障碍、每次响应、每个新增的视角都为团队提供了数据，用于减少损失并创建更有效的目标。

把每个 OKR 看作一个实验，将复合性层层叠加，每个实验都在探索复合性。每次推进都能看到环境如何回应。这种回应可能会澄清或混淆事实，它可能导致成功，也可能导致失败，但无论哪种结果都会产生有用的数据。

创建一个跟踪板

急诊科使用跟踪板来可视化哪个患者在哪个房间，已完成什么治疗，未完成什么治疗，谁在照顾他们，以及他们在那里待了多久。急诊医生和护士可以看到它，其他部门也可以看到它，如果跟踪板做得好，每个患者都可以看到他们处在怎样的过程中。你的团队将会如何跟踪进展？

跟踪板可以是纸质、电子表格、白板或者项目管理数据库，其中的内容需要向所有目标团队和执行团队的成员展示，包括具体的目标、直接责任人、目标团队成员、预计完成日期和每个关键结果的直接责任人、下次会议时间、目标团队向管理团队汇报的时间、子任务及其各自的直接责任人、简要描述行动或数据或发现或工作进展。

直接责任人可以使用跟踪板来主持会议，并对各个任务负责。这可以使团队保持在正确的轨道上，以确保完成每个任务。

NOW WHAT？领导力行动指南

你将何时审查最初 ROW 推进法决策过程中产生的结果和数据？你将如何利用被添加到思维共识中的数据和经验来生成其他解决方案？

分享你的发现

在开始时就决定好如何分享你的发现。你是仅与你的组织的领导团队分享，还是包括自己部门或其他部门，甚至整个组织？

在第 5 章中，我们学习了 7 种领导行为。当我们的直接上级展现出其中任意一种行为时，都会降低同事的职业倦怠率，并提升其职业满意度。同事们希望被鼓励提出改进想法，希望发展自己的才能和技能，也希望被及时告知组织内部发生的变化。让成员参与到 ROW 推进法决策过程中可以促进他们的自主性、目标感、个人成长、对环境的掌控以及与同事之间积极的关系，这些都是幸福感的要素。

制订一个计划，通过会议、通讯和海报等方式传达你的进展和结果。你的团队可能正在进行有影响力的工作来改善工作环境并提高组织效率，但如果你不传达进展和结果，大多数同事可能不知道这些积极的改变正在发生。

所以，下一次请自问这样一个问题：我将如何向组织的其他成员传达 ROW 推进法过程中的结果，以宣扬你们的共同愿景、核心价值观和使命？

快速迭代

ROW 推进法的决策过程是一个迭代的过程。在完成最初的目标后，需要重新审视并理解所得到的数据。有些关键目标可能已经实现，而有些则未达成。也许最初的目标已经走到了死胡同，同时其他的目标却展现出重大的机遇。而现在，你的团队有机会将这些经验和观点重新加入思维共识中，然后考虑如何采取新的行动选项。每一次的迭代都会产生更多的数据，通过这些数据获得的每个新观点都能帮助你理解复杂的环境。

随着你的进展，你的努力可能会揭示出越来越清晰的方向；你的团队完成的一些目标可能涉及一些非常复杂的问题和领域，此时你可以征求一些专家的意见来做出决策。有时你会发现一些行动步骤或方法可以在实践中更有效地实现目标，从而形成一种新的最佳实践。通过这些发现和行为的迭代，曾经复合的东西开始转化为多个不那么复杂甚至简单的部分。

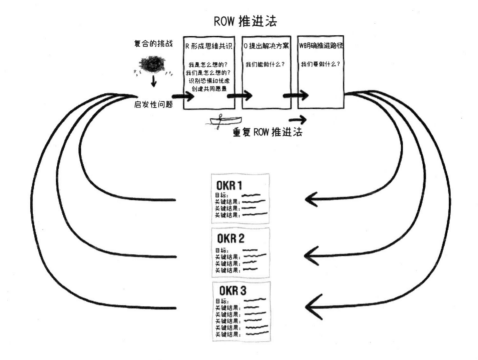

精品酒店的启示

戴利娅是第 1 章中提到的精品酒店公司的首席执行官，她在参加培训期间召集酒店管理团队，制定了酒店的近期战略。紧张的劳动力市场、绿色实践的发展以及技术的变革正在改变酒店环境。尽管培训进行得很顺利，但执行的情况比她预期的要更加艰难。管理团队选择关注三个最初的目标。

他们的第一个目标是与每个地区的本地企业和服务机构合作。为了实现这个目标，他们确定了以下关键结果：

1. 在第二季度前，为每个地区提供 4 个有影响力的合作建议。

2. 在第三季度前，与每个地区的 1 个新合作伙伴建立服务协议。

他们的第二个目标是提高员工的敬业度和留存率。为实现这一目标，他们确定了以下关键结果：

1. 第二季度对所有领导者进行 ROW 推进法和 5 顶角色帽的培训。

2. 第二季度前创建"我们的故事"内部周刊。

3. 年底前使员工的职业倦怠率降低 10%。

4. 年底前使领导行为指数提高 20%。

他们的第三个目标是为客房清洁人员提供实时运营数据。为实现这一目标，他们确定了以下关键结果：

1. 第二季度前将数据库迁移到云端。

2. 第二季度前推出实时客房清洁管理仪表板。

3. 第三季度前培训所有客房清洁人员使用该仪表板。

每个目标被分配给一个直接责任人，该责任人开始创建目标团队并确定关键结果。前两个目标进展顺利，关键结果得以实现，于是责任人在整个组织中共享了发现的信息。各个项目中获得的信息为团队提供了更多数据和视角，有助于高管团队考虑下一步计划。然而，第三个目标并没有按计划进行。

戴利娅指派首席技术官史蒂文担任直接责任人，负责客房清洁实时管理的决策。但很快她就明显看出史蒂文不能胜任这项工作，而且管理层和客房清洁人员之间的关系正在破裂。史蒂文没能按时完成任务，每次开会后他都会让同事感到困惑和不快。戴利娅花费了相当多时间来指导史蒂文，但他依然难以胜任。最终，戴利娅决定启用一位能力更强的首席技术官来代替史蒂文。

在这个过程中，史蒂文与客房服务部门的关系破裂了。史蒂文在几次仪表板建模讨论中没有让客房服务部门的重要成员参与进来。史蒂文认为这些讨论最好由工程师进行，因为他们是仪表板建模的专家。结果是，这个仪表板在技术上虽然做得很好，但应用在客房服务部门后的实用性却很差。

因此，戴利娅和管理团队确定了将改善客房清洁人员的体验作为一个关键目标。戴利娅认为客房清洁人员是酒店的核心和灵魂。虽然指派了运营副总裁作为该目标的直接责任人，但戴利娅非常有意识地在现场拜访期间与客房清洁人员进行一对一会面，以表达她的感谢，并了解具体的情况。

 本章概要

1. 在使用 ROW 推进法的决策过程中，你选择完成的每个解决方案都将成为一个目标。

2. 每个目标代表着你将要朝着某个方向向前推进。针对每个目标，你需要定义关键结果，以描述如何判断你已经实现了该目标。

3. 关键结果可以被是一个指标或者里程碑。

4. 每个目标都应有指定的直接责任人。直接责任人要确保资源的可用性，监督目标团队处理障碍以支持任务完成。

5. 每个目标都由一个目标团队负责守护和完成。

6. 最好保持目标团队规模较小，以确保任务完成的效率和灵活性。其他个人或团队可以根据需要提供帮助，帮助目标团队完成任务和子任务。

7. 在实践中，应该并行完成目标，而不是依次完成目标，这可以为进一步调整方案提供较多的经验和数据。

8. 明确日程安排以保持高效并遵守截止日期。

9. 使用适当的委派级别将任务和子任务委派给个人。级别一为勾选式委托，某人被指定以某种特定方式执行特定任务；级别二为思考建议式委派，要求个人思考任务并提出建议；级别三为完全式委派，将任务的设计和完成的全部责任委派给个人。

10. 每个目标和关键结果都是一个实验。实验有些失败，有些成功，我们要做的是从失败中快速吸取经验和教训。

11. 使用跟踪板列出每个目标的直接责任人和团队成员的姓名，跟踪每个目标和关键结果的截止日期和完成情况，并向其他同事传达项目的进展情况。

12. ROW 推进法的决策过程是迭代的。在每个 ROW 推进法的周期中，都会产生新的数据，将这些数据纳入思维共识中，以帮助组织理解复合的世界。

13. 随着时间的推移，复合的挑战可能会揭示需要专家帮助决策的复杂问题或者在简单的问题中形成一种新的最佳实践。

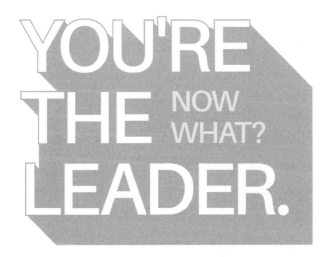

YOU'RE THE LEADER. NOW WHAT?

结 语

你将如何成为
一位更好的领导者

如果你把领导力视为一种集技能和智慧为
一体的能力，那么你会变得更加富有成效。

如果不将想法付诸实践，
它就一文不值。

___

YOU'RE THE LEADER. NOW WHAT?

　　当我们在学习中成长时，会更加公正地认识到我们彼此之间的依赖。现在知识的总量是如此之大，如此之广，以至于一个人想要尝试获得，或者任何人认为自己拥有整体中任何一大部分应用知识，都是徒劳的。正是知识之广的必然性驱使我们进行合作。合力是必要的。

　　　　　　　　　　　　　　　　　　　　　——威廉·J. 梅奥博士

　　在这本书里，你学习了高效领导者的框架和策略。你会将所学付诸实践吗？或者你会继续阅读下一本领导力书籍、浏览社交媒体帖子或当下的文章吗？

　　如果你选择以一种静态的心态来领导，并像以前一样领导，你就有可能把自己和你的组织都置于不利地位。你的最佳实践将成为过去式，你的效率将下降。或者，如果你把领导力视为一种集技能和智慧于一体的能力，并且可以通过努力工作、反思和实践来提高，那么随着时间的推移，你会变得更加富有成效。

　　作家兼音乐家德里克·西弗斯（Derek Sivers）认为，如果不将想法付诸实施，它就一文不值。他让我们想象一下，一个好想法值 10 美元，一个绝妙的想法值 20 美元；但即使执行力再弱也值 1 000 美元，执行力强则值 100 万美元。与有着执行力加持的相同想法相比，单独一个想法的价值几乎为零。在这个前提下，一个好想法乘以执行力值 1 万美元，而同样的想法乘以出色的执行力则值 1 000 万美元。

在你合上这本书之前，请你思考一下：你将如何成为一位更好的领导者？你将如何把你的想法付诸实践？这里有几个方面供你参考。

如何进行一对一领导

- 你将指导谁？在何时指导？

- 你会帮助谁？如何帮助？

- 你如何衡量职业倦怠和敬业度？

- 你会具体做些什么来提升同事的幸福感和敬业度？

如何领导团队

- 你和同事会选择什么样的挑战来前进？

- 你将如何增加团队视角的多样性？

- 哪些恐惧和忧虑需要被承认和缓解？

- 你如何确保同事可以大胆地畅所欲言？

如何领导自己

- 你会追求什么样的职业目标？

- 你什么时候会花时间反思？

- 你会委托别人做什么？

- 你有怎样的限制性假设？

致我的家人，谢谢你们。我爱你们。

感谢帮助我完成这本书的整个团队。虽然我可能不爱你们，但我非常喜欢你们。感谢妙佑医疗国际出版社的出版人丹·哈克（Dan Harke），感谢他通过各委员会支持本书的出版。感谢主编妮娜·维纳（Nina Wiener），还有雷切尔·哈林·巴托尼（Rachel Haring Bartony）、杰伊·科斯基（Jay Koski）和凯利·哈恩（Kelly Hahn），谢谢你们！感谢菲利普·特纳（Philip Turner）、约翰·兰德里（John Landry）和凯特·佩特埃拉（Kate Petrella）的编辑工作。感谢艾伦·纽伯恩（Ellen Neuborne）对初稿的帮助。感谢戴维·威尔克（David Wilk）和亚瑟·克勒巴诺夫（Arthur Klebanoff）。感谢 Book Highlight 和 Fortier PR 在新书发布期间提供的专业知识。感谢我的写作经纪人吉姆·莱文（Jim Levine）和考特尼·帕加内利（Courtney Paganelli）。

感谢本书中提到的所有人，你们是我远方的导师。也许有一天，你们会邀请我去喝茶。当我们品茶时，我们会开怀大笑，你们会告诉我牙齿里有东西。我会说"我知道。我是故意的"，然后我们再大笑一场。

感谢现在、过去和未来与我共事的所有人，衷心感谢你们的宽容。感谢妙佑医疗国际，感谢你们践行共同的核心价值观和使命。感谢我在急诊科的同事们，感谢你们随时满足患者的需求。感谢我的患者和他们的家属教会我什么是生命。

感谢你阅读这本书。感谢你参加我的讲座和课程，让我有幸为你提供指导。感谢你担任领导者，以及你为提升自己、同事和组织而付出的艰辛努力。

参考文献

考虑到环保的因素，也为了节省纸张、降低图书定价，本书编辑制作了电子版的参考文献。请扫描下方二维码，直达图书详情页，点击"阅读资料包"获取。

未来，属于终身学习者

我们正在亲历前所未有的变革——互联网改变了信息传递的方式，指数级技术快速发展并颠覆商业世界，人工智能正在侵占越来越多的人类领地。

面对这些变化，我们需要问自己：未来需要什么样的人才？

答案是，成为终身学习者。终身学习意味着永不停歇地追求全面的知识结构、强大的逻辑思考能力和敏锐的感知力。这是一种能够在不断变化中随时重建、更新认知体系的能力。阅读，无疑是帮助我们提高这种能力的最佳途径。

在充满不确定性的时代，答案并不总是简单地出现在书本之中。"读万卷书"不仅要亲自阅读、广泛阅读，也需要我们深入探索好书的内部世界，让知识不再局限于书本之中。

湛庐阅读 App: 与最聪明的人共同进化

我们现在推出全新的湛庐阅读 App，它将成为您在书本之外，践行终身学习的场所。

- 不用考虑"读什么"。这里汇集了湛庐所有纸质书、电子书、有声书和各种阅读服务。

- 可以学习"怎么读"。我们提供包括课程、精读班和讲书在内的全方位阅读解决方案。

- 谁来领读？您能最先了解到作者、译者、专家等大咖的前沿洞见，他们是高质量思想的源泉。

- 与谁共读？您将加入优秀的读者和终身学习者的行列，他们对阅读和学习具有持久的热情和源源不断的动力。

在湛庐阅读 App 首页，编辑为您精选了经典书目和优质音视频内容，每天早、中、晚更新，满足您不间断的阅读需求。

【特别专题】【主题书单】【人物特写】等原创专栏，提供专业、深度的解读和选书参考，回应社会议题，是您了解湛庐近千位重要作者思想的独家渠道。

在每本图书的详情页，您将通过深度导读栏目【专家视点】【深度访谈】和【书评】读懂、读透一本好书。

通过这个不设限的学习平台，您在任何时间、任何地点都能获得有价值的思想，并通过阅读实现终身学习。我们邀您共建一个与最聪明的人共同进化的社区，使其成为先进思想交汇的聚集地，这正是我们的使命和价值所在。

CHEERS

湛庐阅读 App
使用指南

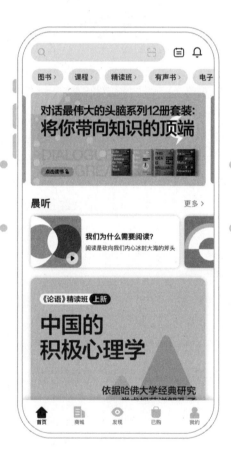

读什么
· 纸质书
· 电子书
· 有声书

怎么读
· 课程
· 精读班
· 讲书
· 测一测
· 参考文献
· 图片资料

与谁共读
· 主题书单
· 特别专题
· 人物特写
· 日更专栏
· 编辑推荐

谁来领读
· 专家视点
· 深度访谈
· 书评
· 精彩视频

HERE COMES EVERYBODY

下载湛庐阅读 App
一站获取阅读服务

北京市版权局著作权合同登记号　图字：01-2024-5779

版权所有，侵权必究

本书法律顾问　北京市盈科律师事务所　崔爽律师

图书在版编目（CIP）数据

向世界最好的医院学领导力 /（美）理查德·温特斯
（Richard Winters）著；郑军华译 . -- 北京：中国财
政经济出版社，2025.1. -- ISBN 978-7-5223-3546-9

Ⅰ . R197.32

中国国家版本馆 CIP 数据核字第 2024AL5127 号

责任编辑：蔡丽兰　郁东敏　　　　　责任校对：张　凡
封面设计：韩　璐　　　　　　　　　责任印制：张　健

向世界最好的医院学领导力
XIANG SHIJIE ZUIHAO DE YIYUAN XUE LINGDAOLI

中国财政经济出版社　出版
URL: http://www.cfeph.cn
E-mail:cfeph@cfemg.cn
（版权所有　翻印必究）
社址：北京市海淀区阜成路甲 28 号　　　邮政编码：100142
营销中心电话：010-88191522
天猫网店：中国财政经济出版社旗舰店
网址：https://zgczjjcbs.tmall.com
天津中印联印刷有限公司印装　　各地新华书店经销
成品尺寸：170mm×230mm　　16 开　　17 印张　　258 000 字
2025 年 1 月第 1 版　　2025 年 1 月天津第 1 次印刷
定价：99.90 元
ISBN 978-7-5223-3546-9
（图书出现印装问题，本社负责调换，电话：010-88190548）
本社图书质量投诉电话：010-88190744
打击盗版举报热线：010-88191661　　QQ:2242791300